Patientenfragebögen in der Harninkontinenzdiagnostik

Florian Brandt

Patientenfragebögen in der Harninkontinenzdiagnostik

Psychometrische Eigenschaften der deutschen Versionen des Questionnaire for Urinary Incontinence Diagnosis (QUID) und des Incontinence Severity Index (ISI) bei Frauen mit Harninkontinenz

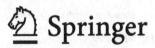 Springer

Florian Brandt
IKK Südwest
Saarbrücken, Deutschland

Dissertation am Universitätsklinikum des Saarlandes und der Medizinischen Fakultät der Universität des Saarlandes, Disputation am 5. Juli 2022

ISBN 978-3-658-39766-1   ISBN 978-3-658-39767-8   (eBook)
https://doi.org/10.1007/978-3-658-39767-8

Die Deutsche Nationalbibliothek verzeichnet diese Publikation in der Deutschen Nationalbibliografie; detaillierte bibliografische Daten sind im Internet über http://dnb.d-nb.de abrufbar.

Planung/Lektorat: Renate Scheddin
Springer ist ein Imprint der eingetragenen Gesellschaft Springer Fachmedien Wiesbaden GmbH und ist ein Teil von Springer Nature.
Die Anschrift der Gesellschaft ist: Abraham-Lincoln-Str. 46, 65189 Wiesbaden, Germany

Vorwort

Dieses Buch stellt die überarbeitete Fassung der Dissertation „Patientenfragebögen in der Harninkontinenzdiagnostik: Psychometrische Eigenschaften der deutschen Versionen des Questionnaire for Urinary Incontinence Diagnosis (QUID) und des Incontinence Severity Index (ISI) bei Frauen mit Harninkontinenz" dar, die ich 2019 an der Medizinischen Fakultät der Universität des Saarlandes begonnen habe und mit der ich – nach erfolgreicher Disputation im Juli 2022 – zum Doktor der theoretischen Medizin (Dr. rer. med.) promoviert wurde.

Die Promotion erfolgte im Rahmen des Graduiertenprogramms der Medizinischen Fakultät der Universität des Saarlandes und der Deutschen Hochschule für Prävention und Gesundheitsmanagement (DHfPG), an der ich mich ursprünglich für ein physiotherapeutisches Thema beworben hatte. Dabei ging es um den Vergleich zweier Arten des Beckenbodentrainings für Frauen, die an einer Belastungsinkontinenz leiden. Die Anfang 2020 in Deutschland ausgebrochene COVID-19-Pandemie machte die Durchführung der entsprechenden Studie allerdings auf unabsehbare Zeit unmöglich. Ein anderes Thema fand sich jedoch schnell. Auf der Suche nach geeigneten Messinstrumenten – sogenannten Patient-Reported Outcome Measures (PROMs), die eine Beurteilung von Therapieeffekten mithilfe standardisierter gesundheitsbezogener Fragen an die jeweiligen Patientinnen ermöglichen – für die ursprünglich geplante Studie fiel auf, dass zwei wichtige Inkontinenzfragebögen – der QUID und der ISI – bislang nicht für den deutschen Sprachraum evaluiert wurden. Dies wurde zum Impuls für diese psychometrische Studie.

An dieser Stelle bedanke ich mich sehr herzlich bei allen, die mich bei meinem Promotionsvorhaben unterstützt haben.

Mein besonderer Dank gilt meinem Doktorvater, Prof. Dr. Erich-Franz Solo-mayer (Direktor der Klinik für Frauenheilkunde, Geburtshilfe und Reprodukti-onsmedizin am Universitätsklinikum des Saarlandes), sowie meinem Betreuer, Dr. Panagiotis Sklavounos (Chefarzt der Klinik für Gynäkologie und Geburts-hilfe am Klinikum Idar-Oberstein), für die Betreuung dieser Forschungsarbeit. Die hiermit zusammenhängenden Tätigkeiten haben mir stets große Freude berei-tet, was auch auf die gute und vertrauensvolle Zusammenarbeit mit Herrn Prof. Dr. Solomayer und Herrn Dr. Sklavounos zurückzuführen ist.

Des Weiteren bedanke ich mich bei der Medizinischen Fakultät der Universität des Saarlandes und der Deutschen Hochschule für Prävention und Gesundheits-management. Deren kooperatives Graduiertenprogramm hat die Aufnahme dieser Promotion überhaupt erst ermöglicht. Es ist ein hochinteressantes Format für nicht-ärztliche Gesundheitswissenschaftler und bietet eine einzigartige Chance zur akademischen Weiterqualifizierung in der Medizin.

Bei allen Studienteilnehmerinnen bedanke ich mich sehr herzlich, da – im Rahmen umfragebasierter empirischer Studien – eine rege und aktive Teil-nahme der zentrale Erfolgsfaktor ist. Auch bei der IKK Südwest bedanke ich mich in diesem Zusammenhang ausdrücklich für die Unterstützung bei der Studiendurchführung. Sie gibt ein gutes Beispiel, wie durch Forschungsko-operationen zwischen Universitäten und Krankenkassen der wissenschaftliche Erkenntnisgewinn im Gesundheitswesen gefördert werden kann.

Mein weiterer besonderer Dank gilt meinen lieben Eltern, Elke Kieloff-Brandt und Prof. Dr. Roland Brandt, die meine Studien sowie meine akademische Entwicklung kontinuierlich gefördert haben. Vor diesem Hintergrund ist auch die finanzielle Unterstützung durch meinen Vater erwähnenswert, die keine Selbstverständlichkeit ist und für die ich sehr dankbar bin.

Abschließend bedanke ich mich bei meiner Freundin, Eyleen Krause, die mich während der Anfertigung der Dissertation stets mental gestärkt, das Ergeb-nis einer kritischen Rechtschreibprüfung unterzogen und die sehr gelungenen Abbildungen für die Einleitung dieses Buchs (Kapitel 1) angefertigt hat.

im September 2022   Florian Brandt

Inhaltsverzeichnis

Abkürzungsverzeichnis

α	Signifikanzniveau
Ø	Durchschnitt
<	Kleiner
>	Größer
≤	Kleiner oder gleich
≥	Größer oder gleich
%	Prozent
ACE	Angiotensin-Converting-Enzym
AUC	Area under the curve
AWMF	Arbeitsgesellschaft der Wissenschaftlichen Medizinischen Fachgesellschaften
B-FLUTS	Bristol Female Lower Urinary Tract Symptoms Questionnaire
BMI	Body-Mass-Index
bzw.	Beziehungsweise
$C\alpha$	Cronbachs Alpha
ca.	Circa
CFI	Comparative Fit Index
CI	Confidence interval
$C\kappa$	Cohens Kappa
cm	Centimeter
COPD	Chronic obstructive pulmonary disease
CU	Musculus compressor urethrae
d	Effektstärke Cohens d
Df	Degrees of freedom (Freiheitsgrade)
d. h.	Das heißt
DRKS	Deutsches Register Klinischer Studien

et al.	Und andere
FN	Falsch negativ
FP	Falsch positiv
g	Gramm
GBE	Gesundheitsberichterstattung
ggf.	Gegebenenfalls
GKV	Gesetzliche Krankenversicherung
$GT_{Belastung}$	Gesamttrefferquote in der Belastungsskala des QUID
GT_{Drang}	Gesamttrefferquote in der Drangskala des QUID
GT_{QUID}	Gesamttrefferquote des QUID-Gesamtfragebogens
i. H. v.	In Höhe von
i. S. v.	Im Sinne von
ICD	International Statistical Classification of Diseases and Related Health Problems
ICIQ	International Consultation on Incontinence Questionnaire
ID	Identifikator
IIQ	Incontinence Impact Questionnaire
I-QoL	Incontinence Quality of Life
ISI	Incontinence Severity Index
J	Youden-Index
kg	Kilogramm
KHQ	King's Health Questionnaire
KI	Konfidenzintervall
LMA	Longitudinaler Analmuskel
LP	Levatorplatte
m^2	Quadratmeter
M.	Musculus
Max.	Maximum
Mean	Arithmetisches Mittel
mg.	Milligramm
Min.	Minimum
Mio.	Millionen
MUI	Mixed urinary incontinence
n	(Teil-)Stichprobenumfang
NPV	Negativer Vorhersagewert bzw. negativer prädiktiver Wert
o.	Oder
p	P-Wert/Signifikanzwert
p. a.	Pro Jahr (per anno)
PCM	Musculus pubococcygeus

PPV	Positiver Vorhersagewert bzw. positiver prädiktiver Wert
PROM	Patient Reported Outcome Measure
PUL	Pubourethrale Ligament
QUID	Questionnaire for Urinary Incontinence Diagnosis
RMSEA	Root Mean Square Error of Approximation
RN	Richtig negativ
RP	Richtig positiv
ROC	Receiver operating characteristic
r_s	Rangkorrelationskoeffizient Spearman's Rho
SD	Standard deviation (Standardabweichung)
SE	Sensitivität
SEM	Standard error of the mean (mittlerer Standardfehler)
SF-36	Short Form 36
s. o.	Siehe oben
sog.	Sogenannte/sogenannter/sogenanntes
SP	Spezifität
SRMR	Standardized Root Mean Square Residual
STARD	Standards for Reporting of Diagnostic Accuracy
SU	Musculus sphincter urethrae
SUI	Stress urinary incontinence
UDI	Urogenital Distress Inventory
UI	Urinary Incontinence
UUI	Urge urinary incontinence
UVS	Musculus sphincter urethrovaginalis
vgl.	Vergleiche
WHO	World Health Organization
z. B.	Zum Beispiel

Abbildungsverzeichnis

Tabellenverzeichnis

1.1 Epidemiologische, psychosoziale und ökonomische Bedeutung der Harninkontinenz

In Deutschland leiden ca. 12–13 % der Bevölkerung an einem ungewollten Abgang von Urin.[1] Damit ist die Harninkontinenz weiter verbreitet als andere häufige chronische Erkrankungen wie Diabetes mellitus[2] oder Depressionen.[3] Das Risiko einer Erkrankung steigt mit zunehmendem Alter.[4] Von den über 70-Jährigen sind ca. 30 % von einer Inkontinenz betroffen.[5] Bedingt durch die zunehmende Lebenserwartung bzw. die im Zuge des demografischen Wandels alternde Gesellschaft nimmt die Bedeutung der Erkrankung weiter zu.[6] Eine Harninkontinenz stellt hierbei nicht nur ein medizinisches, sondern auch ein psychosoziales Problem dar. Das Leiden ist im Rahmen der sozialen Interaktion nach wie vor tabuisiert.[7] „Die Fähigkeit zur Blasenkontrolle wird in unserer

---

[1] Vgl. Beutel et al. (2005).
Aussagen zur Verbreitung der Harninkontinenz sind allerdings regelmäßig ungenau, da deren Messung mit verschiedenen Erhebungsproblemen verbunden ist. So wurden in verschiedenen Prävalenzstudien unterschiedliche Messmethoden genutzt und Betroffene geben die Erkrankung aufgrund der Stigmatisierung oftmals nicht an, was zu einer hohen Dunkelziffer führt. Vgl. hierzu Holst/Wilson (1988); Niederstadt/Gaber (2007); Aoki et al. (2017).

[2] Vgl. Goffrier et al. (2017).

[3] Vgl. Busch et al. (2013).

[4] Vgl. Aoki et al. (2017); Beutel et al. (2005); Goepel et al. (2002a); Minassian et al. (2003); Niederstadt/Gaber (2007);.

[5] Vgl. Niederstadt/Gaber (2007).

[6] Vgl. Goepel et al. (2002). Vgl. weiterführend zur demografischen Entwicklung Destatis (2019).

[7] Vgl. Elstadt et al. (2010); Niederstadt/Gaber (2007).

Kultur als Meilenstein der kindlichen Entwicklung und als Indikator für die geistigen und sozialen Fähigkeiten einer Person angesehen"‚[8] weshalb Betroffene aus Scham oftmals nicht über ihre Erkrankung sprechen. Nicht selten führt die Erkrankung zu sozialer Isolation, Einschränkungen in der Mobilität und damit zu einer massiven Beeinträchtigung der Lebensqualität.[9] Derartige Belastungen können schließlich zu psychischen Folgeerkrankungen führen.[10]

Darüber hinaus erzeugt die Erkrankung auch volkswirtschaftlich einen Schaden. Im *Barmer Heil- und Hilfsmittelreport 2019* sind die durchschnittlichen Ausgaben für Inkontinenzhilfen mit 8,88 Euro pro Versichertem angegeben (Tendenz steigend).[11] Dies ergibt, hochgerechnet für die gesetzliche Krankenversicherung (GKV) mit etwa 73 Mio. Versicherten, Ausgaben i. H. v. 648 Mio. Euro p. a. – alleine für Inkontinenzhilfen. Für operative Eingriffe aufgrund von Senkungsbeschwerden der Organe des Beckenbodens werden 144 Mio. Euro p. a. ausgegeben (Zahlen aus dem Jahr 2005).[12] Weitere Ausgaben fallen z. B. für die Behandlung mit Arzneimitteln oder physiotherapeutische Interventionen an. So wurden im Jahr 2017 insgesamt 139 Mio. Euro für inkontinenzspezifische Arzneimittel (urologische Spasmolytika) ausgegeben.[13] Neben den unmittelbar durch die Erkrankung verursachten Behandlungskosten sowie den Behandlungskosten für eventuelle Folgeerkrankungen wird die Leistungsfähigkeit der Betroffenen durch die Krankheitsfolgen negativ beeinflusst. So kann es zu einer Behinderung der beruflichen Entwicklung oder zu Arbeitsunfähigkeitszeiten und damit zu Produktivitätseinbußen oder gar -ausfällen kommen.[14] Insgesamt besitzt die Erkrankung daher sowohl eine hohe medizinische, aber auch eine besondere soziale und ökonomische Relevanz.[15]

---

[8] Niederstadt/Gaber (2007).

[9] Vgl. Aoki et al. (2017); Lenderking et al. (1996); Liberman et al. (2001); Swithinbank et al. (1999).

[10] Vgl. Dugan et al. (2000); Fultz et al. (2005); Zorn et al. (1999).

[11] Vgl. Bucksch et al. (2019).

[12] Vgl. Subramanian et al. (2009).

[13] Vgl. Mühlbauer/Oßwald (2017).

[14] Vgl. Niederstadt/Gaber (2007). Zur sozioökonomischen Bedeutung von Gesundheit sowie zu Krankheitskosten vgl. weiterführend Breyer et al. (2013).

[15] Vgl. hierzu auch Goepel et al. (2002).

1.2   Die Erkrankung und ihre Formen

Die Harninkontinenz ist definiert als unfreiwilliger Urinverlust und ist Folge einer eingeschränkten funktionellen Integrität der Harnblase bzw. der Harnröhrenverschlussmechanismen.[16] Die häufigsten Formen sind die Stress- oder Belastungsinkontinenz (ICD-10: N39.3),[17] die Urge- oder Dranginkontinenz (ICD-10: N39.4)[18] sowie entsprechende Mischformen.[19] Als Belastungsinkontinenz wird der unfreiwillige Urinabgang bei intraabdomineller Druckerhöhung aufgrund körperlicher Belastung (z. B. durch Husten, Lachen oder schweres Heben) ohne spürbaren Harndrang bezeichnet. Die Belastungsinkontinenz ist regelmäßig die Folge einer eingeschränkten Funktionsfähigkeit des Verschlussapparats der Harnblase. Bei der (reinen) Dranginkontinenz ist der Blasenschließmuskel hingegen intakt. Vielmehr tritt hier ein starker Harndrang mit unwillkürlichem Urinabgang infolge einer ungewollten Kontraktion der Blasenmuskeln (Musculus detrusor vesicae) auf (sog. überaktive Blase).[20] Weitere Formen sind die Überlaufinkontinenz (fortlaufender Harnabgang ohne spürbaren Harndrang infolge einer Blasenentleerungsstörung) oder sekundäre Inkontinenzen, die als Folge anderer schwer behebbarer Störungen (z. B. Querschnittslähmung) auftreten.[21] Diese weiteren Formen sind jedoch nicht Gegenstand dieser Untersuchung, weshalb hierauf nicht weiter eingegangen wird.

Das Leiden betrifft sowohl Männer als auch Frauen, wobei Frauen deutlich häufiger betroffen sind.[22] Die in Studien berichtete Prävalenz unter erwachsenen Frauen reicht von 5 % bis hin zu 72 %,[23] wobei einige größere Prävalenzstudien bei etwa 30 % konvergieren.[24] Dies liegt insbesondere an der hohen Verbreitung der Belastungsinkontinenz,[25] für die Frauen aufgrund der Anatomie ihres

---

[16] Vgl. Abrams et al. (2003); Deutsche Kontinenz Gesellschaft (2019).

[17] Im Folgenden durchgängig als „Belastungsinkontinenz" bezeichnet.

[18] Im Folgenden durchgängig als „Dranginkontinenz" bezeichnet.

[19] Vgl. Aoki et al. (2017); Niederstadt/Gaber (2007).

[20] Vgl. Maass-Poppenhusen/Bauerschlag (2007); Niederstadt/Gaber (2007).

[21] Vgl. Niederstadt/Gaber (2007).

[22] Vgl. Aoki et al. (2017); Beutel et al. (2005); Goepel et al. (2002a); Niederstadt/Gaber (2007).

[23] Vgl. Aoki et al. (2017).

[24] Vgl. Cerruto et al. (2013); Ebbesen et al. (2013); Irwin et al. (2006); Minassian et al. (2003); Minassian et al. (2008); Zhang et al. (2015)..

[25] Unter den betroffenen Frauen ist der Anteil der Belastungsinkontinenz am höchsten. Vgl. Aoki et al. (2017); Hannestad et al. (2000); Hunskaar et al. (2004).

Beckens prädisponiert sind.[26] Insgesamt kann etwa die Hälfte der betroffenen Frauen der reinen Belastungsinkontinenz, etwa ein Drittel der Mischinkontinenz und rund ein Sechstel der reinen Dranginkontinenz zugeordnet werden.[27] Zudem begünstigen hormonelle Veränderungen während der Schwangerschaft, aber insbesondere die Belastung oder gar Schädigung der Beckenbodenmuskulatur während der (vaginalen) Geburt, deren Entstehung.[28] Mit zunehmendem Alter steigt zudem das Risiko einer Dranginkontinenz, weshalb ältere Frauen häufig von einer Mischform aus Belastungs- und Dranginkontinenz betroffen sind.[29] In Abhängigkeit von Art und Schwere der Harninkontinenz kommen operative, medikamentöse, physikalische, physiotherapeutische sowie psychotherapeutische Behandlungsverfahren in Betracht.[30] Im Folgenden wird näher auf den grundlegenden Kontinenz- und Miktionsmechanismus eingegangen.

1.3   Anatomische und physiologische Grundlagen

1.3.1   Die Struktur des Beckenbodens

Bei Betrachtung der Kontinenzfunktion sind die Muskeln, Faszien und Ligamente des Beckenbodens von zentraler Bedeutung.[31] Diese bilden ein muskoelastisches System, das die Form und Funktion der Organe des Beckenbodens (Vagina, Urethra, Blase und Rektum) bestimmt. Der Aufhängungs- und Halteapparat der Faszien und Ligamente (pubourethrale und uterosakrale Ligamente) bringt die forminstabilen Organe in die Form und Position bzw. stellt eine Statik her, welche eine normale Organfunktion ermöglicht. Die Beckenbodenmuskulatur ermöglicht hingegen eine situative Steuerung der Beckenbodenstrukturen. Damit gewährleistet sie eine dynamische Anpassungsfähigkeit an veränderliche Ausgangsbedingungen (z. B. Veränderungen des intraabdominellen Drucks bei körperlicher Erregung, Veränderungen der Position (Liegen, Sitzen, Stehen)

---

[26] Vgl. Niederstadt/Gaber (2007).

[27] Vgl. Hunskaar et al. (2003).

[28] Vgl. Dietz (2010a/b); Dietz et al. (2004).

[29] Vgl. Aoki et al. (2017); Maass-Poppenhusen/Bauerschlag (2007).

[30] Vgl. Goepel et al. (2002); Niederstadt/Gaber (2007).

[31] Vgl. hierzu und zum Folgenden Goeschen/Petros (2009).

oder Miktionsbedürfnis) unter Beibehaltung der normalen Organfunktion. Der Verschlussmechanismus der Harnröhre ergibt sich nach der Integraltheorie als Zusammenspiel der entsprechenden Muskeln, Faszien und Ligamente.[32] Von zentraler Bedeutung sind insbesondere der Musculus sphincter urethrae (urethraler Schließmuskel) sowie der Musculus levator ani (Heber des After), der zusammen mit seinen Faszien und dem Musculus coccygeus, den hinteren Teil des Beckenbodens (Diaphragma pelvis) bildet.

1.3.2 Der Musculus sphincter urethrae

Der urethrale Schließmuskel umfasst zwei Muskelstrukturen.[33] Zum einen ist dies der Musculus sphincter urethrae internus (innerer urethraler Schließmuskel). Dieser ist ein glatter Schließmuskel, der dem unwillkürlichen Harnröhrenverschluss im Bereich des Blasenhalses (Übergang der Harnblase in die Urethra) dient. Zum anderen ist dies der Musculus sphincter urethrae externus (äußerer urethraler Schließmuskel). Der Musculus sphincter urethrae externus ist ein quergestreifter Schließmuskel, der die Urethra an der Stelle spiralförmig umschließt wo sie den Beckenboden durchdringt (sog. Hiatus urogenitalis). Er dient dem willkürlichen, d. h. bewusst steuerbaren, Harnröhrenverschluss. Die Relaxation des Muskels bei gefüllter Harnblase führt zum Ablassen des Urins. Er trägt mindestens zu einem Drittel zum Ruheverschlussdruck der Harnröhre bei, womit seine Funktionsfähigkeit eine wichtige Voraussetzung für die Kontinenz ist.[34] Die weiblichen urethralen Schließmuskeln sind in Abbildung 1.1 dargestellt.

---

[32] Die Integraltheorie betrachtet die Wirkmechanismen des Beckenbodens nicht isoliert, sondern unter ganzheitlicher Berücksichtigung seiner Strukturen. Vgl. Petros/Ulmsten 1990.

[33] Vgl. hierzu und zum Folgenden Faller/Schünke (2008); Perucchini et al. (2010).

[34] Vgl. Thind et al. (1996).

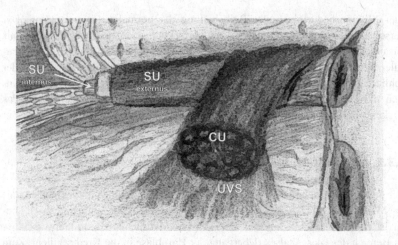

Abbildung 1.1 Die urethralen Schließmuskeln. (Eigene Darstellung basierend auf Perucchini et al. (2010))

Die glatte Muskelschicht des inneren M. sphincter urethrae (SU internus) verläuft im Bereich des Blasenhalses entlang der Harnröhre und wird in Richtung des Beckenbodens vom äußeren quergestreiften M. sphincter urethrae (SU externus) überlagert. Zum äußeren weiblichen Sphinkter wird – neben der äußeren, quergestreiften Muskelschicht des proximalen M. sphincter urethrae – auch der distal gelegene M. compressor urethrae (CU) sowie der M. sphincter urethrovaginalis (UVS) gezählt.

1.3.3 Der Musculus levator ani und der Verschlussapparat des Beckenbodens

Der quergestreifte M. levator ani begrenzt den Hiatus urogenitalis und besteht im Einzelnen aus dem M. iliococcygeus, dem M. puborectalis und dem M. pubococcygeus. Insbesondere letzterer ist für den Verschluss der Harnröhre von Bedeutung. Der M. pubococcygeus entspringt an der Rückseite des Schambeins. Er komprimiert die Harnröhre gegen das umliegende Gewebe und kontrolliert so den Harnfluss.[35] Die übrigen Teile des M. levator ani sowie der M. coccygeus bringen die Organe des Beckenbodens bei intraabdomineller Druckerhöhung in

---

[35] Vgl. DeLancey et al. (2003); Miller et al. (2004); Perucchini et al. (2010).

eine andere Position. Insgesamt führt dies zu einem zusätzlichen Verschlussdruck der Harnröhre und somit zur Aufrechterhaltung der Kontinenz, da der urethrale Sphinkter alleine nicht ausreichend Druck aufbaut, um einen Abgang von Urin bei intraabdomineller Druckerhöhung zu verhindern.[36] Der weibliche Beckenboden mit seinen Gewebestrukturen ist in Abbildung 1.2 dargestellt.

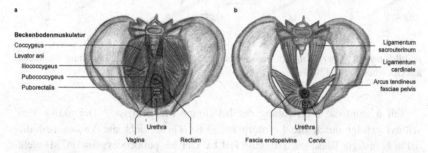

Abbildung 1.2 Muskeln und Bindegewebe des weiblichen Beckenbodens. (Eigene Darstellung basierend auf Aoki et al. (2017))

Der untere Teil der Harnröhre ist umgeben von einer stützenden Gewebeschicht, die aus der vorderen Vaginalwand (Teil **a**) und der endopelvinen Faszie (Teil **b**) besteht. Diese Strukturen sind am Arcus tendineus aufgehängt und bilden in Kombination mit dem M. levator ani eine Art „Hängematte", die zu einer Kompression der Harnröhre bei erhöhtem intraabdominellem Druck führt und damit einen ungewollten Urinverlust verhindert.[37] Der Wirkmechanismus, inklusive der muskulären Zugrichtungen, ist in Abbildung 1.3 illustriert.

---

[36] Vgl. Goeschen/Petros (2009); Taverner (1959).
[37] Vgl. DeLancey (1994).

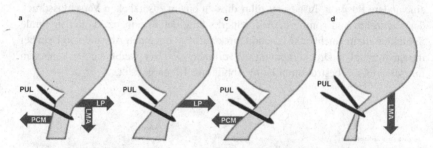

Abbildung 1.3 Der Harnröhrenverschlussmechanismus. (Eigene Darstellung basierend auf Goeschen/Petros (2009))

Teil **a** zeigt die Zugrichtung der beteiligten Muskeln an.[38] Der aktive Verschluss erfolgt durch die Levatorplatte (LP). Diese zieht die Vagina und die daran befestigte Blase nach hinten (Teil **b**). Der M. pubococcygeus (PCM) zieht die Vagina auf der anderen Seite nach vorne (Teil **c**) und engt dadurch die davor befindliche Urethra weiter ein (Kompression durch das umliegende Gewebe). Der proximale Teil der Harnröhre ist nicht befestigt und wird dadurch gedehnt und abgeknickt. Zusätzlich wird die Vagina und die Blase vom longitudinalen Analmuskel (LMA) nach unten gezogen (Teil **d**). Das pubourethrale Ligament (PUL) ist am unteren Teil des Schambeins befestigt und bringt die Urethra, quasi als Haltebügel, in die für diesen Mechanismus erforderliche Form.[39]

1.3.4   Der Musculus detrusor vesicae und die Entleerung der Harnblase

Der Musculus detrusor vesicae ist ein grob gebündeltes, dreidimensionales Netz glatter Muskelzellen. Er liegt in der Blasenwand und seine Kontraktion führt zur Entleerung der Harnblase. Abbildung 1.4 zeigt die Harnblase (inklusive Blasenwand) sowie die Harnröhre im Querschnitt.

---

[38] Vgl. hierzu und zum Folgenden Goeschen/Petros (2009).
[39] Vgl. Petros (1998).

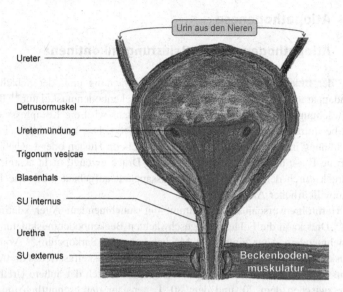

Abbildung 1.4 Harnblase und Harnröhre im Querschnitt. (Eigene Darstellung)

Im leeren Zustand hat die Blase eine Pyramidenform.[40] Die Bestandteile der Blasenwand ermöglichen eine eiförmige Ausdehnung der Blase während der Füllungsphase. Wenn die Blase gefüllt ist, wird dies durch sensorische Rezeptoren in der Blasenwand erkannt und die Information über afferente Nervenfasern an das zentrale Nervensystem übermittelt. Sodann werden parasympathische Nervenimpulse gesendet, die zu einer Kontraktion des Detrusormuskels führen. Bei gleichzeitiger Entspannung der urethralen Schließmuskeln und der Verschlussmuskulatur des Beckenbodens wird der Blaseninhalt über die Harnröhre hinausgedrückt und es kommt zur Entleerung der Harnblase (Miktion).

---

[40] Vgl. hierzu und zum Folgenden Aoki et al. (2017); Schüssler/Kuhn (2010).

1.4   Ätiopathogenese

1.4.1   Ätiopathogenese der Belastungsinkontinenz

Ursache der Belastungsinkontinenz ist eine Schwächung und/oder Schädigung des Bandapparates der Harnröhre und/oder der Beckenbodenmuskulatur.[41] Durch die Schwächung bzw. Schädigung des Beckenbodens wird die Kompression der Urethra bei intraabdomineller Druckerhöhung gestört. Das heißt, dass bei einer Druckerhöhung innerhalb des Bauchraums (z. B. beim Husten oder Lachen), der sich auf die Blase überträgt und intravesikalen Druck erzeugt, nicht ausreichend Gegendruck durch den Harnröhrenverschlussapparat aufgebaut wird. Die Folge ist ein unwillkürlicher Abgang von Urin.

Der Harnröhrenverschlussdruck nimmt mit zunehmendem Alter kontinuierlich ab.[42] Dies kann die Folge einer geschwächten Beckenbodenmuskulatur sein. Mit zunehmendem Alter nimmt die Muskelmasse ab (Sarkopenie).[43] Von diesem Muskelabbau ist auch die Anzahl quergestreifter Muskelfasern des urethralen Verschlussapparats betroffen. Beispielsweise reduziert sich der äußere Urethralsphinkter zwischen dem 20. und dem 80. Lebensjahr durchschnittlich um eine Faser pro Tag und nimmt insbesondere zum Blasenhals hin ab.[44] Dies betrifft auch den bindegewebigen Halteapparat der Beckenbodenorgane, der hierdurch an Straffheit verliert. Eine weitere Ursache für einen reduzierten Verschlussdruck kann eine Verletzung und nachhaltige Schädigung der Strukturen des Beckenbodens sein. Im schlimmsten Fall liegt eine Avulsion wesentlicher Strukturen des Verschlussapparats (z. B. des M. levator ani) vor.

Bei einer Schwächung bzw. Schädigung des M. levator ani vergrößert sich die Öffnungsfläche des Hiatus urogenitalis.[45] Bei einer Avulsion des levator ani nimmt darüber hinaus das Risiko eines Descensus der Beckenbodenorgane signifikant zu. Ein Descensus von Vagina und Uterus (in manchen Fällen bis

---

[41] Vgl. hierzu und zum Folgenden Aoki et al. (2017); Niederstadt/Gaber (2007).

[42] Vgl. Rud (1980).

[43] Vgl. Doherty (2003); Goodpaster et al. (2006); Metter et al. (1999). Für eine Übersicht der Gründe vgl. Rensing/Ockenga (2010), Tab. 1, zitiert nach Saini et al. (2009).

[44] Vgl. Perucchini et al. (2002a); Perucchini et al. (2002b).

[45] Vgl. Perucchini et al. (2010).

hin zum Totalprolaps) ist daher eine häufige Begleiterscheinung.[46] Durch derartige strukturelle Veränderungen entsteht eine Druckverschiebung, wodurch der Harnröhrenverschlussmechanismus zusätzlich gestört wird.[47]

1.4.2 Ätiopathogenese der Dranginkontinenz

Bei der reinen Dranginkontinenz ist der muskuläre Verschlussmechanismus der Harnröhre intakt. Stattdessen ist der unwillkürliche Urinverlust hier durch eine Funktionsstörung der Blase bedingt (sog. überaktive Blase). Charakteristisch für eine überaktive Blase ist eine erhöhte Miktionsfrequenz, imperativer Harndrang und Nykturie. Grundsätzlich wird zwischen zwei Formen unterschieden:[48]

Überaktivität des M. Detrusor vesicae: Der Detrusormuskel kontrahiert unkontrolliert und übermäßig häufig. Dies löst selbst dann Harndrang aus, wenn die Blase nur wenig gefüllt ist.

Hypersensibilität der Blase: Rezeptoren in der Blasenwand lösen die Übermittlung der Information an das zentrale Nervensystem aus, dass die Blase voll sei, auch wenn dies tatsächlich nicht der Fall ist. Infolgedessen erfolgt eine Innervation des Detrusormuskels zur Entleerung der Blase.

Eine Überaktivität der Blase kann wiederum verschiedene Ursachen haben. Zum einen kommen neurologische Erkrankungen wie Alzheimer, Parkinson oder ein Schlaganfall in Betracht, welche die Steuerung der Blase durch das zentrale Nervensystem beeinträchtigen. Weiterhin sind neurologische Schäden aufgrund von Verletzungen oder operativen Eingriffen möglich. Auch Harnwegsinfekte, Raumforderungen wie Tumore oder bestimmte Medikamente (z. B. Diuretika)[49] können die Störung auslösen.

Eine Dranginkontinenz liegt vor, wenn infolge der überaktiven Blase ein unwillkürlicher Urinverlust auftritt.

---

[46] Vgl. Dietz/Simpson (2008).

[47] Vgl. Maass-Poppenhusen/Bauerschlag (2007); Perucchini et al. (2010); Pregazzi et al. (2002).

[48] Vgl. hierzu und zum Folgenden Aoki et al. (2017); Scheiner/Perucchini (2010).

[49] Vgl. hierzu auch Abschnitt 1.5.4.2.

1.5   Risikofaktoren

Einige Risikofaktoren begünstigen die Entstehung einer Harninkontinenz oder stehen zumindest in dringendem Verdacht dies zu tun. Dieser Abschnitt gibt hierüber eine Übersicht.

1.5.1   Alter

Prävalenz und Schweregrad nehmen mit dem Alter zu.[50] Bezogen auf die Belastungsinkontinenz kann dies die Folge eines alterungsbedingten Verlusts an Muskelmasse und -funktion (Sarkopenie),[51] insbesondere an quergestreiften Muskelfasern, und damit einhergehend einem Nachlassen der Muskelspannung sein.[52] Zudem kann im Alter auch die Innervation (Versorgung mit Nervenfasern) von Blase und Schließmuskel gestört sein und/oder die zerebrale Kontrolle des Harntraktes nachlassen.[53] Insgesamt sinkt der Anteil der reinen Belastungsinkontinenz mit zunehmendem Alter, während die Anteile von Drang- und Mischinkontinenz steigen.[54]

1.5.2   Schwangerschaft und Geburt

Bauchraum und Becken werden durch Schwangerschaft und Entbindung stark beansprucht. Auch der urethrale Verschlussapparat ist großen Belastungen ausgesetzt. Bei der vaginalen Geburt ist das Risiko einer Harninkontinenz am höchsten.[55] Der M. levator ani wird bei der natürlichen Geburt sehr stark gedehnt,[56] wobei es zu nachhaltigen Schädigungen bis hin zur Avulsion kommen kann.[57] Bei einer Entbindung per Kaiserschnitt besteht zwar immer noch

---

[50] Vgl. Diokno et al. (1986); Hannestad et al. (2000); Nygaard et al. (2008).

[51] Vgl. Wackerhage (2017).

[52] Vgl. hierzu auch Abschnitt 1.4.

[53] Vgl. Füsgen (2005).

[54] Vgl. Niederstadt/Gaber (2007).

[55] Vgl. Dietz (2010a/b); Rortveit et al. (2001); Rortveit et al. (2003).

[56] Vgl. Lien et al. (2004).

[57] Vgl. Dietz (2010a/b).

ein Risiko, dieses ist jedoch deutlich geringer.[58] Der Einfluss anderer geburtshilflicher Faktoren bleibt aufgrund widersprüchlicher Studienergebnisse unklar.[59] Mit zunehmender Anzahl an Geburten (Parität) steigt auch das Inkontinenzrisiko.[60] Mit zunehmendem Alter wird der Einfluss der Parität allerdings weniger deutlich, was den Einfluss des Risikofaktors „Alter" bestätigt. Im hohen Alter ist die Prävalenz schließlich gleich hoch, unabhängig davon, ob und wie viele Kinder geboren wurden.[61] Tritt eine Harninkontinenz bereits während der Schwangerschaft auf, besteht auch für die Zeit nach der Schwangerschaft ein erhöhtes Risiko.[62]

1.5.3 Vorerkrankungen

Verschiedene Erkrankungen sind mit der Entstehung einer Harninkontinenz assoziiert. Betreffend den Diabetes mellitus wird angenommen, dass mit ihm einhergehende mikrovaskuläre und neurologische Folgeschäden auch ein erhöhtes Inkontinenzrisiko verursachen.[63] Erkrankungen und Schädigungen des Nervensystems gehen vor diesem Hintergrund grundsätzlich mit einem erhöhten Risiko für eine Harninkontinenz einher, wenn die neurologische Signalübertragung im Blasen- oder Beckenbereich gestört ist. Auch pneumologische Erkrankungen (z. B. Asthma bronchiale, chronische Bronchitis oder COPD), die zu Husten mit chronischer Belastung des Beckenbodens führen, erhöhen das Risiko.[64] Harnwegsinfekte sind oft mit Harndrang verbunden und können ebenfalls zur Entstehung einer Harninkontinenz (insbesondere einer Dranginkontinenz) führen.[65]

---

[58] Vgl. Goldberg et al. (2003); Handa et al. (1996); Persson et al. (2000); Rortveit et al. (2003).

[59] Vgl. Niederstadt/Gaber (2007); Peschers (2010).

[60] Vgl. Fritel (2005); Moller et al. (2000); Nygaard et al. (2008).

[61] Vgl. Chiarelli et al. (1999); Rortveit et al. (2001).

[62] Vgl. Burgio et al. (2003); Fritel (2005); Viktrup/Lose (2001).

[63] Vgl. Brown (2005); Brown et al. (2005); Goldman/Appell (1999).

[64] Vgl. Bump/McClish (1992).

[65] Vgl. Johansson et al. (1996).

1.5.4 Medizinisch-therapeutische Risiken

1.5.4.1 Operative Eingriffe

Bei Eingriffen im Becken- und Bauchraum kann es zum einen zu Schädigungen der Muskeln oder des Bindegewebes des Harnröhrenverschlussapparats kommen. Zum anderen können Nervenschädigungen auftreten. Eine Schädigung der den Harnapparat versorgenden Nerven kann immer auch zur Inkontinenz führen.[66] Ein konkretes Beispiel für einen häufigen operativen Eingriff im Bereich des Beckens ist die Hysterektomie. Deren Einfluss als Risikofaktor bei der Entstehung einer Harninkontinenz wird jedoch kontrovers diskutiert. Studien haben gezeigt, dass ein Zusammenhang zwischen dem Entfernen der Gebärmutter und dem (mehrere Jahre späteren) Auftreten einer Harninkontinenz zumindest anzunehmen ist.[67] Der Erfolg von Inkontinenzoperationen kann durch bereits bestehende Veränderungen des Beckenbodens bzw. einen Descensus der Beckenbodenorgane in Frage gestellt werden. Zudem kann das Risiko postoperativer Komplikationen hierdurch erhöht sein.[68]

1.5.4.2 Arzneimittelkonsum

Einige Medikamente können die Kontinenzfunktion negativ beeinflussen. Folgende Medikamente fördern die Entstehung verschiedener Inkontinenzformen in unterschiedlicher Art und Weise:[69]

- Diuretika fördern eine vermehrte Flüssigkeitsausscheidung (betrifft alle Kontinenzformen).
- Benzodiazepine, Alpha-Sympatholytika und Muskelrelaxantien fördern einen verminderten Blasenauslasswiderstand und damit die Entstehung einer Belastungsinkontinenz. Zudem können ACE-Hemmer die Entstehung einer Belastungsinkontinenz befördern, da infolge des sog. ACE-Hemmer-Hustens ggf. intraabdomineller Druck erzeugt wird.
- Cholinergika und Cholinesterase-Hemmer, Betarezeptorenblocker, Digitaliswirkstoffe sowie Prostaglandin E_1 und E_2 fördern eine erhöhte Erregbarkeit des Blasenmuskels und damit die Entstehung einer Dranginkontinenz.

---

[66] Vgl. Niederstadt/Gaber (2007).
[67] Vgl. Altman et al. (2007); Brown et al. (2000).
[68] Vgl. Kjolhede et al. (1996).
[69] Vgl. hierzu und zum Folgenden Füsgen (2005); Niederstadt/Gaber (2007); Wiedemann/Füsgen (2004).

• Beta-Sympathomimetika, tri- und tetrazyklische Antidepressiva, Neuroleptika, Anticholinergika, Antiemetika sowie Phenytoin fördern eine unvollständige Blasenentleerung und infolgedessen evtl. eine Überlaufinkontinenz

Von den vorgenannten Arzneimittelwirkungen sind vor allem ältere Menschen betroffen, da sie häufig polypharmazeutisch behandelt werden und dadurch einem erhöhten Nebenwirkungsrisiko ausgesetzt sind.

1.5.5 Lebensstilbedingte Risiken

1.5.5.1 Übergewicht
Übergewicht führt zu einer dauerhaften Druckerhöhung auf den Beckenboden und zu einer unnatürlichen Dehnung der Beckenbodenmuskulatur. Infolge der Überlastung kann der Harnröhrenverschlussapparat des Beckenbodens intraabdominelle Druckerhöhungen nicht mehr voll kompensieren. Mehrere epidemiologische Studien konnten diesen Zusammenhang von BMI (Body-Mass-Index) und Harninkontinenz bereits nachweisen.[70] Ein Gewichtsverlust kann die Inkontinenzsymptomatik reduzieren.[71]

1.5.5.2 Körperliche Unter- und Überbelastung
Mit zunehmendem Alter nimmt die Muskelmasse und -funktion ab (s. o.). Diesem Verlust an Muskelmasse und -Funktion kann durch körperliche Aktivität, insbesondere Krafttraining, entgegengewirkt werden.[72] Bei einer chronischen Unterbelastung der Beckenbodenmuskulatur kommt die Sarkopenie daher eher zum tragen und beeinträchtigt die Leistungsfähigkeit des Harnröhrenverschlussmechanismus. Umgekehrt kann vermutlich auch eine regelmäßige körperliche Überbelastung (insbesondere schweres Heben) zu einer chronischen Schädigung des Beckenbodens führen und die Entstehung einer Belastungsinkontinenz begünstigen.[73]

---

[70] Vgl. Burgio et al. (1991); Hannestad et al. (2003); Melville et al. (2005); Minassian et al. (2003).

[71] Vgl. Bump/McClish (1992); Subak et al. (2005).

[72] Vgl. Wackerhage (2017).

[73] Vgl. Bent (1999); Niederstadt/Gaber (2007); Tomlow (1990).

1.5.5.3 Rauchen

Mehrere Studien legen nahe, dass auch das Rauchen einen Risikofaktor für die Inkontinenzentstehung darstellt.[74] Eine Ursache hierfür ist vermutlich der Raucherhusten, der eine intraabdominelle Druckerhöhung erzeugt. Zudem konnte gezeigt werden, dass Rauchen insbesondere bei jüngeren Frauen einen Einfluss hat.[75]

1.5.6 Sonstige Risiken

Zusätzlich stehen weitere Faktoren im Verdacht die Entstehung einer Harninkontinenz zu begünstigen. Obwohl die **Menopause** in diesem Zusammenhang oft genannt wird, konnte in epidemiologischen Studien kein Prävalenzunterschied zwischen prä- und postmenopausalen Frauen festgestellt werden.[76] Auch die Einnahme von **Östrogenen** im Rahmen einer Hormonersatztherapie hat keinen positiven Einfluss auf die Erkrankung,[77] sondern kann deren Entstehung sogar begünstigen.[78] Die Datenlage zum Zusammenhang zwischen **Koffeinkonsum** und Harninkontinenz ist uneinheitlich. Einige Studien lehnen einen Zusammenhang ab,[79] während andere ab einem Koffeinkonsum > 250 mg[80] bzw. 204 mg[81] einen Zusammenhang sehen. Darüber hinaus beschreiben einige Studien eine **genetische Prädisposition** bezüglich der Belastungsinkontinenz bei Verwandten ersten Grades.[82]

1.6 Diagnostik

Im Rahmen der Diagnostik wird das Vorliegen der Erkrankung festgestellt und Art, Schwere sowie zugrundeliegende Ursachen der Harninkontinenz näher

---

[74] Vgl. Bump/McClish (1992); Hannestad et al. (2003); Tampakoudis et al. (1995).

[75] Vgl. Miller (2003).

[76] Vgl. Rekers et al. (1992); Thom/Brown (1998).

[77] Vgl. Moller et al. (2000); Nygaard (1996).

[78] Vgl. Grady et al (2001); Hendrix et al. (2005).

[79] Vgl. Hirayama/Lee (2012); Swithinbank et al. (2005); Townsend et al. (2012).

[80] Vgl. Davis et al. (2013).

[81] Vgl. Gleason et al. (2013).

[82] Vgl. Hannestad et al. (2004); Mushkat et al. (1996).

bestimmt. Hierbei wird in Verfahren der Basisdiagnostik und der erweiterten Diagnostik unterschieden. Die Anwendung basisdiagnostischer Verfahren ist zunächst ausreichend. Eine genauere differenzialdiagnostische Identifikation der konkreten pathophysiologischen Störung mithilfe der Verfahren der erweiterten Diagnostik ist regelmäßig nur dann erforderlich, wenn Hinweise auf eine komplizierte Harninkontinenz vorliegen (d. h. erfolglose Inkontinenzbehandlungen in der Vorgeschichte, neurologische Symptome und/oder symptomatischer Genitaldeszensus bzw. -prolaps). Die folgenden Abschnitte geben einen Überblick über die entsprechenden Verfahren.[83]

1.6.1 Verfahren der Basisdiagnostik

1.6.1.1 Anamnese
Die Anamnese umfasst mehrere Abschnitte. Zunächst sind die Miktions- und Trinkgewohnheiten abzuklären und die Inkontinenzform näher einzugrenzen, d. h.: unter welchen Umständen tritt der Harnverlust auf? Weiterhin sind Risikofaktoren entsprechend zu berücksichtigen, was eine Anamnese der bisherigen Versorgung der Inkontinenz, der Vorerkrankungen, medizinischer Eingriffe, des Arzneimittelkonsums, etwaiger Schwangerschaften und Geburten sowie bestimmter Lebensstilfaktoren umfasst. Zudem ist der Leidensdruck zu bestimmen.

1.6.1.2 Klinische Untersuchung
Neben der allgemeinen körperlichen Untersuchung sollten Veränderungen des äußeren Genitals und das Vorliegen eines Descensus/Prolaps berücksichtigt werden. Die Palpation der Beckenbodenmuskulatur mit Überprüfung der Kontraktionsfähigkeit ist hierbei essentiell. Weiterhin kann der Harnaustritt ggf. im Rahmen eines Stresstests beobachtet werden, bei dem die Patientin aufgefordert wird mit gefüllter Blase zu husten.

1.6.1.3 Patientenfragebögen[84]
Patientenfragebögen ermöglichen eine standardisierte Diagnose und Therapieeffektmessung über wenige Einzelfragen (Items). Als Messinstrumente, die auf einer Selbstbeurteilung des Gesundheitszustands durch den Patienten basieren, gehören sie zu den sog. PROMs (Patient Reported Outcome Measures). PROMs

---

[83] Vgl. zum Folgenden AWMF (2013); AWMF (2019); Ghoniem et al. (2008).
[84] Entsprechende Ausführungen zu Patientenfragebögen finden sich in Brandt (2021).

ermitteln die Perspektive des Patienten im Hinblick auf bestimmte Krankheitssymptome, den funktionellen Status körperlicher Mechanismen oder die gesundheitsbezogene Lebensqualität.[85] In der klinischen Forschung sind PROMs bereits etabliert und werden in Studien zur Effektmessung genutzt. Der Vorteil gegenüber anderen Messinstrumenten besteht insbesondere in deren vergleichsweise hoher Effizienz. Die Datenerhebung per Fragebogen ist i. d. R. mit weniger Aufwand verbunden als die Erhebung mithilfe physischer Messmethoden (z. B. Messung des Schweregrads einer Harninkontinenz mittels PAD-Test vs. Fragebogenmessung) und liefert dennoch vergleichbare Ergebnisse. Aber auch in der Praxis kann der Einsatz von PROMs sinnvoll sein. Sie können die Diagnosestellung unterstützen, die Arzt-Patienten-Kommunikation verbessern und bei der frühzeitigen Aufdeckung von therapiebedingten Problemen helfen.[86] Der hohe Standardisierungsgrad erzeugt zudem – zumindest im Hinblick auf den Messenden – objektivierte und einheitliche Diagnoseergebnisse. Beispiel: Eine „schwere Inkontinenz" bedeutet, unabhängig vom jeweils behandelnden Arzt, immer das Vorliegen eines bestimmten Fragebogen-Scores.[87] Insgesamt wird mithilfe von PROMs die Wahrnehmung des Patienten explizit berücksichtigt und dadurch die Patientenorientierung in Forschung und Praxis erhöht. In der Anwendung ist zwischen generischen und krankheitsspezifischen Patientenfragebögen zu unterscheiden. Bei der Erfolgsmessung einer therapeutischen Intervention sind krankheitsspezifische Fragebögen deutlich genauer, da sie auf die Erkrankung fokussieren, auf die auch die Intervention gerichtet ist. Zustandsänderungen außerhalb des konkreten therapeutischen Einflussbereichs werden ausgeblendet.[88]

1.6.1.4 Miktionstagebuch

In Miktionstagebüchern sollten verschiedene Parameter des Miktionsverhaltens über drei bis sieben Tage (jeweils 24 Stunden) protokolliert werden. So kann das Miktionstagebuch eine genaue Auskunft über Miktionsfrequenz, Miktionsvolumen, Häufigkeit und Zeitpunkt des unwillkürlichen Harnverlustes, Vorlagenverbrauch, Trinkmenge oder den Schlaf-Wach-Rhythmus geben.

---

[85] Vgl. hierzu und zum Folgenden Black (2013); Deshpande et al. (2011); Meadows (2011).

[86] Vgl. Valderas et al. (2008).

[87] Die Patientenperspektive hingegen ist naturgemäß subjektiv, da sich Wahrnehmungen und Interpretationen personenabhängig unterscheiden. Insofern kann ein Patientenfragebogen nicht als alleiniger diagnostischer Maßstab dienen bzw. gängige Diagnostika ersetzen, sondern diese vielmehr – im Sinne einer ganzheitlichen Diagnosestellung – um eine zusätzliche Perspektive ergänzen.

[88] Vgl. Hays (2005).

1.6.1.5 Urinuntersuchung

Entzündungen der unteren Harnwege können die Symptomatik einer Dranginkontinenz vortäuschen oder verstärken. Um eine Infektion auszuschließen, sollte daher eine Urinuntersuchung mit Hilfe von Teststreifen erfolgen. Folgt hieraus ein pathologischer Befund, wird im nächsten Schritt eine bakteriologische Untersuchung angefordert. Eine Bakteriurie alleine impliziert hierbei nicht zwingen einen therapiebedürftigen Harnwegsinfekt.

1.6.1.6 Restharnbestimmung

Am Ende der Miktion in der Harnblase verbleibender Urin kann Symptome der Harninkontinenz verschlechtern. Ein erhöhter Blasenauslasswiderstand und/oder eine Detrusorschwäche können die Restharnbildung verursachen. Die Restharnmenge sollte mittels Sonographie am Ende der Miktion bestimmt werden.

1.6.1.7 PAD-Test

Der PAD-Test (=Vorlagenwiegetest) dient der Objektivierung und Quantifizierung des Harnverlustes anhand der Differenz des Gewichts der nassen Vorlagen vom Trockengewicht (z. B. zur Verlaufskontrolle). Eine Vorlagengewichtszunahme > 1 g pro Stunde kann als Schwellenwert für die Diagnose genutzt werden.

1.6.2 Verfahren der erweiterten Diagnostik

1.6.2.1 Bildgebung

Bildgebende Verfahren wie Sonographie und Zystographie ermöglichen, neben der Restharnbestimmung, z. B. das Entdecken von Blasensteinen, Raumforderungen oder Veränderungen an den Beckenbodenorganen sowie die Bestimmung der Urethrakonfiguration und -mobilität. Die Introitus- bzw. Perinealsonographie ermöglicht darüber hinaus die Visualisierung der Kontraktilität des Beckenbodens und Aufdeckung von Levatorabrissen. In der Bildgebung verdrängt die Sonographie zunehmend die Röntgenuntersuchung, da sie flächendeckend verfügbar und kostengünstiger ist und auch dreidimensionale Bilder liefern kann. Sie wird insbesondere in der präoperativen Diagnostik aber auch zur Verlaufskontrolle eingesetzt.

1.6.2.2 Urethrozystoskopie

Die Harnblasen- und Harnröhrenspiegelung bestätigt nicht-invasiv erhobene Befunde wie Blasensteine, -tumore, -divertikel oder Harnröhrenstenosen. Daher ist die Untersuchung insbesondere indiziert, wenn zusätzlich Drangsymptome, Entleerungsstörungen, Harnwegsinfekte oder eine Hämaturie bestehen.

1.6.2.3 Urodynamische Untersuchung

Die urodynamische Untersuchung dient der Quantifizierung der Symptome sowie der Untersuchung und Objektivierung der zu Grunde liegenden Fehlfunktionen. Weiterhin können im Rahmen der urodynamischen Untersuchung Risikofaktoren identifiziert werden, die Einfluss auf den Therapieerfolg haben. Sie integriert verschiedene Tests zur Beurteilung der Blasen- und Urethrafunktion. Eine vollständige urodynamische Untersuchung sollte zumindest eine Uroflowmetrie (Messung des Harnstrahlvolumens pro Zeiteinheit während der Miktion), Zystometrie (Blasendruckmessung) der Füllungsphase sowie eine Evaluation der Miktionsphase durch eine synchrone Messung von Blasendruck und Flussmessung umfassen. Die Ergebnisse helfen dabei die Diagnose einzugrenzen, eine Behandlungsentscheidung zu treffen und eine Therapieprognose aufzustellen.

1.7   Therapie

Zur Behandlung der Harninkontinenz gibt es vielfältige Behandlungsformen und Hilfsmittel. Welche Verfahren im konkreten Einzelfall indiziert sind, ergibt sich aus dem individuellen Einzelfall. Liegt eine unkomplizierte Harninkontinenz mit eher niedrigem Schweregrad vor sind konservative, nicht-invasive Behandlungsmethoden zunächst ausreichend, da diese die Patientin weniger belasten. Eine invasive Behandlung sollte nur erfolgen, sofern Hinweise auf eine komplizierte Harninkontinenz vorliegen oder eine konservative Therapie für die Patientin keinen hinreichenden Erfolg gezeigt hat. Bleibt die Inkontinenz unbehandelt tritt regelmäßig keine Besserung ein.[89]

Im Folgenden sind die therapeutischen Optionen übersichtsartig dargestellt.[90]

---

[89] Dies ergibt sich aus der Verlaufsbeobachtung von Kontrollgruppenpatientinnen, die im Rahmen entsprechender Studien keine Behandlung erhalten haben. Vgl. z. B. Aksac et al. (2003); Pereira et al. (2011); Yoon et al. (2003).

[90] Vgl. zum Folgenden AWMF (2013); AWMF (2019); Niederstadt/Gaber (2007).

1.7.1 Verhaltensinterventionen

Zunächst sollte abgeklärt werden, inwiefern eine Reduzierung bzw. Vermeidung vorliegender Risikofaktoren möglich ist. Gegenstand des Beratungsgesprächs sollte z. B., sofern einschlägig, der Zusammenhang zwischen Übergewicht oder Rauchen und der Erkrankung sein. Auch der Arzneimittelkonsum sollte kritisch betrachtet werden, wobei eine Anpassung aufgrund anderweitiger Indikationen häufig nicht möglich sein wird.

Insbesondere bei der Dranginkontinenz kann ein Toilettentraining sinnvoll sein. Im Rahmen des Toilettentrainings werden die Mechanismen der Kontinenz und Strategien zur Bewältigung von Harndrang erlernt. Darüber hinaus können Toilettengänge nach einem festen Zeitplan organisiert werden, um diese systematisch auf ein normales Maß zu reduzieren.

1.7.2 Physiotherapie

Physiotherapeutische Interventionen werden überwiegend zur Behandlung der Belastungsinkontinenz eingesetzt und können ggf. mit anderen Therapieverfahren kombiniert werden. Eine zentrale Bedeutung kommt hierbei dem Beckenbodentraining zu. Im Rahmen eines Beckenbodentrainings wird der Beckenboden gestärkt und es wird erlernt den Harnröhrenverschlussmechanismus gezielt zu steuern. Unterstützend hierzu können Biofeedbackmethoden eingesetzt werden. Diese geben der Patientin über ein mechanisches oder elektrisches Gerät (z. B. ein Perineometer) eine Rückkopplung zur Aktivität der Beckenbodenmuskulatur.

Weitere Methoden sind der Einsatz von Vaginalkonen, die mithilfe gezielter Kontraktionen des Beckenbodens in der Scheide gehalten werden sollen, sowie die elektrische oder magnetische Stimulation der Beckenbodenmuskulatur. Der Nutzen dieser Interventionen ist jedoch nicht hinreichend belegt.

1.7.3 Arzneimitteltherapie

Insbesondere bei der Dranginkontinenz, aber auch bei den anderen Inkontinenzformen, können Medikamente die Häufigkeit ungewollter Harnverluste reduzieren. Die sog. urologischen Spasmolytika sind Anticholinergika, welche die Blasenmuskulatur beruhigen und das Blasenfüllungsvolumen erhöhen. Da die Medikamente auf das vegetative Nervensystem wirken (im parasympathischen

Nervensystem unterdrücken sie die Wirkung des Neurotransmitters Acetylcholin und blockieren damit die Nervenreize, die ansonsten zu einer Kontraktion der glatten Blasenmuskulatur führen würden), können sie Nebenwirkungen wie einen trockenen Mund, verschwommenes Sehen, Herzrasen (Trachykardie) oder Übelkeit haben. Der Einsatz sollte daher genau abgewogen werden und die Medikamente ggf. einschleichend dosiert werden. Häufig verordnete Wirkstoffe mit klinisch verifizierter Wirkung sind Darifenacin, Duloxetin, Fesoterodin, Oxybutynin, Propiverin, Solifenacin, Tolderodin und Trosphiumchlorid.

1.7.4   Operative Verfahren

Eine Operation sollte grundsätzlich erst nach Ausschöpfung konservativer Therapieoptionen in Betracht gezogen werden. Operative Eingriffe sind hierbei insbesondere zur Behandlung der Belastungsinkontinenz geeignet. Die gängigsten Operationsverfahren sind die Kolposuspension (Anhebung der Harnröhre und des Blasenhalses durch Anbringen von Stütznähten zwischen Schambein und Vagina) sowie die Schlingenoperation (Anhebung der Harnröhre durch Anlegung von suburethralen spannungsfreien Bändern). Die Kolposuspension kann offen über einen Schnitt im Unterbauch oder laparoskopisch über kleine Kunststoffröhrchen in der Bauchhöhle erfolgen, wobei die laparoskopische Durchführung, bei gleicher Effektivität, mit einem kürzeren postoperativen Erholungsprozess verbunden ist. Bei der Schlingenoperation erfolgt der Zugang minimalinvasiv durch Bauchwand und Scheide. Die Schlingenoperation sollte als primäre operative Therapieoption angeboten werden, da diese ebenso effektiv, jedoch weniger invasiv ist wie die Kolposuspension und das Risiko von Folgestörungen (z. B. Blasenentleerungsstörungen) minimiert.

Führen die Operationen nicht zum gewünschten Erfolg, kann über den Einsatz eines künstlichen Schließmuskels nachgedacht werden. Liegt neben der Harninkontinenz ein urogenitaler Deszensus vor, kommt eine Raffung des Gewebes in Betracht, das die Vagina umgibt (Scheiden-Damm-Plastik/vordere Kolporrhaphie).

1.7.5   Hilfsmittel

Je nach Schweregrad der Harninkontinenz kann für eine Teilhabe am sozialen Leben oder zur Prävention von Hautschäden die Versorgung mit Hilfsmitteln erforderlich sein. Im Rahmen der Inkontinenz wird unterschieden zwischen körpernahen, körperfernen und sonstigen Hilfsmitteln. Die körpernahen Hilfsmittel umfassen sowohl aufsaugende Hilfsmittel wie Einlagen und Windeln als auch ableitende Hilfsmittel wie Katheter und Urinableiter. Als körperferne Hilfsmittel werden z. B. Urinflaschen und Betteinlagen bezeichnet. Sonstige Hilfsmittel können z. B. Hilfsmittel zur Umgebungsanpassung wie Toilettenstühle sein.

1.8 Patientenfragebögen in der Harninkontinenzversorgung

Insbesondere in chronischen Behandlungskontexten mit einer starken Lebensqualitätskomponente, wie im Bereich der Harninkontinenz, ist eine Einbeziehung des Patienten mithilfe von Patientenfragebögen geboten.[91] Grundsätzlich sollten hierbei nur sprachlich und inhaltlich evaluierte Fragebögen mit „guten" psychometrischen Eigenschaften eingesetzt werden.[92]

1.8.1 Fragebögen im Fokus dieser Arbeit

1.8.1.1 Incontinence Severity Index (ISI)

Der ISI ist ein Symptomfragebogen bestehend aus je einem Item zur Frequenz (Skala von 1 bis 4) und zur Menge (Skala von 1 bis 3) des Urinverlusts.[93] Höhere Werte bedeuten eine höhere Symptomlast. Für Personen, die im Therapieverlauf kontinent werden, wird zudem empfohlen den Wert 0 (Null) in die Skalen aufzunehmen.[94] Die Multiplikation der Skalenwerte ergibt einen Indexwert, der eine einfache Einschätzung des Schweregrads ermöglicht: 1 bis 2 = leicht, 3 bis 6 = moderat, 8 bis 9 = schwer, 12 = sehr schwer.

---

[91] Vgl. Mattiasson et al. (1998).
[92] Zu psychometrischen Eigenschaften von Fragebögen vgl. Abschnitt 2.3.2.
[93] Vgl. hierzu und zum Folgenden Sandvik et al. (2000); Sandvik et al. (2006).
[94] Vgl. Sandvik et al. (2006).

Die Ergebnisse des ISI korrelieren mit denen eines PAD-Tests.[95] Der ISI weist gute psychometrische Eigenschaften auf[96] und wird von der *International Consultation on Incontinence* mit höchstem Empfehlungsrad (Empfehlungsgrad A) empfohlen.[97]

1.8.1.2　Questionnaire for Urinary Incontinence Diagnosis (QUID)

Der QUID wurde entwickelt, um zwischen Belastungs- und Dranginkontinenz zu unterscheiden.[98] Er enthält je drei Items in zwei Subskalen (je eine Subskala zu den beiden Inkontinenzformen). Die Skalenwerte reichen jeweils von 0 bis 5, wobei höhere Werte eine stärkere Symptomausprägung indizieren. Zur Auswertung werden die Skalenwerte addiert. Somit kann in jeder Subskala ein Wert von 0 bis 15 erreicht werden. Bei einem Wert ≥ 4 in der Belastungs-Subskala kann vom Vorliegen einer Belastungsinkontinenz ausgegangen werden, während in der Subskala zur Dranginkontinenz ein Wert ≥ 6 erforderlich ist.

Der QUID weist gute psychometrische Eigenschaften auf und kann sowohl zur Unterscheidung zwischen Belastungs- und Dranginkontinenz in der urogynäkologischen Praxis,[99] als auch als Outcome-Messinstrument in klinischen Studien genutzt werden.[100] Weiterhin ermöglicht er betroffenen Frauen eine Selbsteinschätzung der Erkrankung.[101] Der QUID wurde bereits ins Chinesische,[102] ins Spanische,[103] ins brasilianisch-portugiesische,[104] ins Thailändische[105] und ins Persische[106] übersetzt und war Gegenstand entsprechender Re-Validierungsstudien.

---

[95] Vgl. Sandvik et al. (2000); Sandvik et al. (2006).

[96] Vgl. Hanley et al. (2011); Murphy et al. (2006); Sandvik et al. (2000); Sandvik et al. (2006).

[97] Vgl. Kelleher et al. (2013).

[98] Vgl. hierzu und zum Folgenden Bradley et al. (2005); Bradley et al. (2010).

[99] Vgl. Bradley et al. (2005).

[100] Vgl. Bradley et al. (2010).

[101] Vgl. Farrell et al. (2013).

[102] Vgl. Li et al. (2016).

[103] Vgl. Treszezamsky et al. (2013).

[104] Vgl. de Araujo et al. (2020).

[105] Vgl. Srisukho et al. (2018).

[106] Vgl. Mokhlesi et al. (2017).

1.8.1.3 King's Health Questionnaire (KHQ)

Der KHQ erfasst die gesundheitsbezogene Lebensqualität im Kontext der Harninkontinenz.[107] Die aktuelle englischsprachige Version enthält 20 Items, die neun Dimensionen messen: Allgemeiner Gesundheitszustand, Inkontinenzbelastung, Einschränkungen im Alltag, körperliche Einschränkungen, soziale Einschränkungen, persönliche Beziehungen, Gefühlszustand, Schlaf/Energie und Inkontinenzumgang. Darüber hinaus sind 10 Einzelfragen zur Symptomschwere enthalten.[108] Die ersten vier Einzelfragen zur Symptomschwere messen Leitsymptome der Dranginkontinenz,[109] während die fünfte Einzelfrage das Leitsymptom der Belastungsinkontinenz misst.[110]

In der deutschsprachigen Version wurden die ersten vier Einzelfragen zur Symptomschwere zur Dimension „Überaktive Blase" zusammengefasst. Zudem wurde der KHQ um zwei weitere Items, je eines zum Inkontinenzumgang und eines zur Symptomschwere, ergänzt.[111] Insgesamt beinhaltet er somit $20 + 10 + 2 = 32$ Items. Innerhalb der Dimensionen/Subskalen können jeweils 0–100 Punkte erreicht werden.[112] Abweichend hiervon kann in den Einzelfragen zur Symptomschwere ein Punktwert von 0–3 erreicht werden. Die Punktwerte der Einzelfragen werden addiert und zur Symptomschwereskala zusammengefasst.[113] Je höher der Punktwert innerhalb einer Dimension, desto höher ist der Einfluss auf die Lebensqualität.[114]

Der KHQ wird in Forschung und Praxis vielfach eingesetzt, da er einfach in der Handhabung ist, mehrere Lebensqualitätsdimensionen abdeckt und in vielen verschiedenen Sprachen verfügbar und validiert ist.[115] Auch für den

---

[107] Vgl. Kelleher et al. (1997).

[108] Vgl. Hebbar et al. (2015). Zur Übersetzung der Dimensionen vgl. Bjelic-Radisic et al. (2005a).

[109] Vgl. Anlage A.4 im elektronischen Zusatzmaterial, Item 22–25.

[110] Vgl. Anlage A.4 im elektronischen Zusatzmaterial, Item 26.

[111] Vgl. Bjelic-Radisic et al. (2005a); Bjelic-Radisic et al. (2005b).

[112] Vgl. hierzu und zum Folgenden Hebbar et al. (2015).

[113] Das zusätzliche Item in der deutschen Version der Symptomschwereskala (Frage 32) floss nicht in die Auswertung dieser Arbeit ein, da es sich hierbei um ein Freitext-Item handelt, das als solches nur vereinzelt und nicht standardisiert beantwortet wurde.

[114] Für eine ausführliche Darstellung des Scoring-Algorithmus vgl. Anlage A.5 und A.6 im elektronischen Zusatzmaterial.

[115] Vgl. Hebbar et al. (2015); Okamura et al. (2009); Reese et al. (2003); Uemara/Homma (2004).

deutschsprachigen Raum ist der KHQ validiert (hohe Korrelation mit den Ergebnissen des SF-36).[116] Auch der KHQ wird von der *International Consultation on
Incontinence* mit höchstem Empfehlungsgrad empfohlen.[117]

1.8.2 Weitere Inkontinenzfragebögen

1.8.2.1 Urogenital Distress Inventory (UDI)

Der UDI ermöglicht eine indexierte Messung des symptomatischen Schweregrads. Die Langversion ist in der klinischen Praxis unpraktikabel, weshalb eine
Kurzversion mit sechs Items (UDI-6) entwickelt wurde. Der UDI-6 kann zur Verlaufskontrolle eingesetzt werden. Auch er korreliert hoch mit den Ergebnissen
eines PAD-Tests[118] und wird von der *International Consultation on Incontinence* empfohlen.[119] Zur Diagnosestellung bei erstmaligen urogynäkologischen
Beschwerden ist der UDI jedoch eher nicht geeignet.[120]

1.8.2.2 Incontinence Impact Questionnaire (IIQ)

Der IIQ ist in der Langversion ebenfalls sehr umfangreich und daher für die kli-
nische Praxis eher ungeeignet. Die validierte Kurzversion (IIQ-7) ermöglicht mit
7 Items eine Einschätzung des Einflusses der Erkrankung auf Alltagsaktivitäten,
soziale Teilhabe und mentale Gesundheit.[121] Auch der IIQ ist zur Erstabklärung
bei Frauen mit bislang undiagnostizierten urogynäkologischen Beschwerden eher
ungeeignet.[122]

1.8.2.3 International Consultation on Incontinence
            Questionnaire (ICIQ)

Die *International Consultation on Incontinence* ist auch Herausgeber eige-
ner validierter Fragebogenmodule zu verschiedenen Problemen im Bereich des
Beckens (z. B. Harninkontinenz, sonstige Probleme der Blase und des Harntrakts,

---

[116] Vgl. Bjelic-Radisic et al. (2005a). Der SF-36 wird im Übrigen häufig als valider Orien-
tierungswert für die Evaluation anderer Lebensqualitätsfragebögen genutzt und empfohlen.
Vgl. hierzu auch Bullinger (1995).

[117] Vgl. Kelleher et al. (2013).

[118] Vgl. Hagen et al. (2002).

[119] Vgl. Kelleher et al. (2013).

[120] Vgl. Harvey et al. (2001).

[121] Vgl. Hagen et al. (2002); Shumaker et al. (1994).

[122] Vgl. Harvey et al. (2001).

Darmprobleme, Vaginalprobleme). Der ICIQ Urinary Incontinence Short Form (ICIQ-UI SF) ist ein Fragebogen mit vier Items zur Messung des Schweregrads der Inkontinenz sowie des Einflusses auf die Lebensqualität (Empfehlungsgrad A).[123]

1.8.2.4 Sonstige Fragebögen

Weitere bekannte validierte Fragebögen im Bereich der Harninkontinenz sind der *Incontinence Quality of Life* (I-Qol)[124] oder der *Bristol Female Lower Urinary Tract Symptoms Questionnaire* (B-FLUTS).[125] Als ganzheitlicher Beckenboden-fragbogen, der auch Items zu weiteren Beckenbodenproblemen (z. B. Descensus oder Stuhlinkontinenz) umfasst, ist der *Deutsche Beckenbodenfragebogen* zu nennen.[126] Er basiert auf dem *Australian Pelvic Floor Questionnaire.*[127]

1.9 Fragestellung und Zielsetzung

Alle genannten Fragebögen wurden zwar bereits hinsichtlich ihrer psychome-trischen Eigenschaften untersucht und werden zum Einsatz in der Harninkon-tinenzversorgung empfohlen. Für einige Fragebögen liegt allerdings noch kein entsprechender Nachweis für die jeweilige deutschsprachige Version vor. Da jeder Sprachraum seine Besonderheiten aufweist, ist es erforderlich Patienten-fragebögen zu re-validieren, wenn diese übersetzt werden. Dies gilt auch für den ISI und den QUID, die aufgrund ihrer Kompaktheit und einfachen Handhabung eine besonders praktikable Möglichkeit zur Feststellung des Schweregrads (ISI) bzw. zur Abgrenzung zwischen Belastungs- und Dranginkontinenz (QUID) dar-stellen. Der ISI und der QUID wurden zwar bereits in verschiedene Sprachen übersetzt und validiert. Für den deutschen Sprachraum sind bislang jedoch keine validierten Versionen verfügbar. Primäres Ziel dieser empirischen Forschungsar-beit war es daher, die Fragebögen systematisch ins Deutsche zu übersetzen und zu untersuchen, ob sie zum Einsatz innerhalb der deutschsprachigen Urogynä-kologie geeignet sind. Aus dem Untersuchungsgegenstand ergaben sich somit die folgenden Forschungsfragen:

---

[123] Vgl. Avery et al. (2004).

[124] Vgl. Wagner et al. (1996).

[125] Vgl. Jackson et al. (1996).

[126] Vgl. Baessler/Kempkensteffen (2009).

[127] Vgl. Baessler et al. (2008).

1. Ist die deutsche Version des QUID zur Differenzierung zwischen Belastungs- und Dranginkontinenz sowie zur Messung der jeweils spezifischen Symptome bei deutschsprachigen Frauen mit Harninkontinenz geeignet?
2. Ist die deutsche Version des ISI zur Feststellung des Schweregrads einer Harninkontinenz bei deutschsprachigen Frauen mit Harninkontinenz geeignet?

Darüber hinaus birgt die Untersuchung des ISI im Abgleich mit anderen Inkontinenzfragebögen das Potenzial, weitere Erkenntnisse zum Zusammenhang zwischen Symptomschwere und gesundheitsbezogener Lebensqualität zu gewinnen. Zwar haben sich bereits einige Studien hiermit beschäftigt,[128] eine differenzierte Betrachtung des Zusammenhangs zwischen Symptomschwere und bestimmten Dimensionen der inkontinenzspezifischen gesundheitsbezogenen Lebensqualität wurde bislang jedoch nicht vorgenommen. Daraus resultierend war ein sekundäres Ziel dieser Studie die Wissensgenerierung über den Zusammenhang zwischen dem Schweregrad einer Harninkontinenz und der mit der Erkrankung zusammenhängenden gesundheitsbezogenen Lebensqualität.

Insgesamt soll die Arbeit den Einsatz der beiden Fragebögen in der deutschsprachigen Urogynäkologie, basierend auf empirischer Evidenz, befördern.

---

[128] Vgl. Aguilar-Navarro et al. (2012); Barentsen et al. (2012); Krhut et al. (2018); Monz et al. (2007); Orhan et al. (2020); Pizzol et al. (2021).

Material und Methodik

2.1 Studiendesign

Vorliegend handelt es sich um eine monozentrische Querschnittsstudie. Per Fragebogen wurden verschiedene Parameter rund um eine bestehende Harninkontinenz gemessen. Anhand der ausgefüllten Fragebögen wurden die psychometrischen Eigenschaften des ISI und des QUID bewertet.[1]

Die Studie wurde unter Berücksichtigung der *Standards for Reporting of Diagnostic Accuracy (STARD)*[2] sowie der Deklaration von Helsinki[3] durchgeführt. Die Einhaltung ethischer Standards wurde von der Ethikkommission der Ärztekammer des Saarlandes geprüft. Hierbei wurde festgestellt, dass ein Ethikvotum in Anbetracht der Nutzen-Risiko-Relation entbehrlich ist (Antrags-ID: 246/19). Registriert wurde die Studie im Deutschen Register Klinischer Studien (Studien-ID: DRKS00018777).

---

[1] Vgl. Forschungsfrage 1 und 2 im Abschnitt 1.10.
[2] Vgl. Bossuyt et al. (2003a); Bossuyt et al. (2003b).
[3] Vgl. WMA (2013).

Ergänzende Information Die elektronische Version dieses Kapitels enthält Zusatzmaterial, auf das über folgenden Link zugegriffen werden kann
https://doi.org/10.1007/978-3-658-39767-8_2.

F. Brandt, *Patientenfragebögen in der Harninkontinenzdiagnostik*, https://doi.org/10. 1007/978-3-658-39767-8_2

2.2   Studienpopulation

Die Erhebung erfolgte mithilfe einer Online-Befragung. Diese wurde im Rahmen einer Kundenbefragung einer deutschen gesetzlichen Krankenkasse an 3.500 zufällig ausgewählte Frauen ab 18 Jahren versendet. Alle Teilnehmerinnen wurden vorab über die Ziele und den Verlauf der Studie sowie über die Freiwilligkeit und Anonymität der Teilnahme aufgeklärt.

Die Ein- und Ausschlusskriterien sind im Folgenden dargestellt.

2.2.1   Einschlusskriterien

Bei allen Studienteilnehmerinnen mussten folgende Einschlusskriterien erfüllt sein:

- Weiblich,
- Alter ≥ 18 Jahre,
- bestehende Harninkontinenz.

2.2.2   Ausschlusskriterien

In die weitere Untersuchung wurden nur Teilnehmerinnen eingeschlossen, die den Fragebogen vollständig ausgefüllt haben.

2.3   Messparameter und Endpunkte

2.3.1   Studienanamnese

Bei allen Studienteilnehmerinnen wurden Alter, Gewicht und Größe sowie Dauer, Form und Symptome der bestehenden Harninkontinenz gemessen. Eine umfassendere Studienanamnese war vorliegend nicht notwendig. Da kein Interventionseffekt gemessen wurde, sondern die Daten lediglich zur Messung der psychometrischen Eigenschaften des ISI und des QUID benötigt wurden, musste auch keine Kontrolle möglicher Störfaktoren (z. B. Durchführung von Parallelinterventionen) erfolgen.

2.3.2 Psychometrische Eigenschaften des ISI und des QUID

Bei der Untersuchung der psychometrischen Eigenschaften des ISI und des QUID waren insbesondere die folgenden Gütekriterien von Interesse:[4]

- Reliabilität/Interne Konsistenz (nur QUID)
- Konstruktvalidität (beide Fragebögen)
- Diagnostische Genauigkeit bei der Abgrenzung zwischen Belastungs-, Drang- und Mischinkontinenz (nur QUID)

2.3.2.1 Reliabilität/Interne Konsistenz

Reliabilität bezeichnet die Zuverlässigkeit und Replizierbarkeit der Ergebnisse eines Messinstruments. Sie gibt an, inwieweit mehrere Messungen, die unter gleichen Messbedingungen durchgeführt wurden, übereinstimmen. Reliable Messinstrumente sind unanfällig gegen Messfehler und führen bei wiederholten Messungen zu den gleichen Ergebnissen. Die Reliabilität kann mithilfe verschiedener Methoden geschätzt werden. Betreffend Patientenfragebögen wird hierzu häufig die interne Konsistenz untersucht.[5] Die interne Konsistenz gibt an, inwiefern mehrere Items innerhalb einer (Sub-)Skala zusammenhängen, d. h. korrelieren. Mehrere Items innerhalb einer Multi-Item-Skala, welche die gleiche Dimension messen, sollten hierbei hochkorreliert sein. Ein gängiges Maß für die interne Konsistenz ist Cronbachs Alpha.[6] Hinsichtlich der Reliabilität wurde lediglich der QUID untersucht. Der ISI misst seine Dimensionen (Häufigkeit und Menge des unwillkürlichen Urinabgangs) jeweils nur über ein Item, weshalb keine Methode anwendbar war, welche die Reliabilität durch Berechnung der Korrelation zwischen mehreren eindimensionalen Items schätzt.

2.3.2.2 Konstruktvalidität

Von einer hohen Validität wird gesprochen, wenn das zu messende Merkmal möglichst genau erfasst wird. Allgemein ist dies also der Grad an Genauigkeit, mit der dasjenige Merkmal das gemessen werden soll, tatsächlich auch gemessen

---

[4] Vgl. zum Folgenden Döring/Bortz (2016); Eid/Schmidt (2014); Nunnally/Bernstein (1994). Entsprechende Ausführungen zu Reliabilität und Validität finden sich in Brandt (2021).

[5] Vgl. Schermelleh-Engel/Werner (2008).

[6] Vgl. Cronbach (1951).

wird.[7] Daten, die mithilfe valider Messinstrumente erhoben wurden, repräsentieren also, wie beabsichtigt, die zu messende Größe (z. B. Schweregrad einer Erkrankung). Eine Form der Validität, die bei der psychometrischen Beurteilung von Fragebögen eine besondere Rolle spielt, ist die sog. Konstruktvalidität. Eine Fragebogenmessung wird regelmäßig zur „Sichtbarmachung" von latenten theoretischen Konstrukten (z. B. Lebensqualität) durchgeführt. Um die Beschaffenheit dieser Konstrukte, bzw. die Ausprägung einzelner Dimensionen der Konstrukte, messbar zu machen, bedarf es der Nutzung entsprechender Indikatoren (z. B. Fragebogenitems). Die Konstruktvalidität bezieht sich auf die Eignung der gewählten Indikatoren zur Generierung von Aussagen über das dahinter liegende Konstrukt. Ein Messinstrument gilt vor diesem Hintergrund als valide, wenn dessen Ergebnisse hoch mit den Ergebnissen eines Referenzinstruments korrelieren, welches das gleiche Konstrukt misst und dessen Validität bereits empirisch nachgewiesen wurde (Konvergenzvalidität). Mit den Ergebnissen eines Referenzinstruments, das ein anderes Konstrukt misst, sollte hingegen nur eine geringe Korrelation vorliegen (Diskriminanzvalidität).

2.3.2.3 Diagnostische Genauigkeit

Hauptfunktion des QUID ist die Unterscheidung zwischen Belastungs- und Dranginkontinenz. Hierbei sollte er eine möglichst hohe diagnostische Genauigkeit (auch „Testgenauigkeit" genannt) aufweisen, d. h. Betroffene möglichst korrekt voneinander abgrenzen. Zur Untersuchung wurden folgende Maße genutzt:[8]

- Sensitivität und Spezifität (jeweils für Belastungs- und Dranginkontinenz)
- Positiver und negativer Vorhersagewert (jeweils für Belastungs- und Dranginkontinenz)
- Ergebnisübereinstimmung zwischen QUID und ärztlicher Diagnostik (Konkordanz)
- Passung der QUID-Items zur jeweils dahinterliegenden Inkontinenzform (Fit-Indizes)

Die Sensitivität beschreibt den Anteil an Probandinnen mit entsprechender Diagnose, die vom diagnostischen Test richtig erkannt werden, während die Spezifität den Anteil an Probandinnen ohne entsprechende Diagnose beschreibt, die vom Test richtig erkannt werden. Sensitivität und Spezifität beziehen sich hierbei nur auf die die Abgrenzung zwischen den verschiedenen Inkontinenzformen

---

[7] Vgl. Hartig et al. (2007).

[8] In Anlehnung an Šimundić (2009).

und nicht auf die Abgrenzung zwischen „gesund" und „krank".[9] In Abgrenzung dazu gibt der positive Vorhersagewert den Anteil korrekter positiver Testergebnisse an allen positiven Testergebnissen an, während der negative Vorhersagewert den Anteil korrekter negativer Testergebnisse an allen negativen Testergebnissen angibt. Vergleichbar mit der Konkordanzanalyse fungierten die abgefragten ärztlichen Diagnosen auch zur Berechnung von Sensitivität, Spezifität sowie negativem und positivem Vorhersagewert als Referenz bzw. „Goldstandard".[10] Insofern entspricht die Testgenauigkeit hier der sog. Kriteriumsvalidität, die ebenfalls die Übereinstimmung eines Messinstruments mit einem externen Referenzwert, dem Kriterium, angibt. Die Berechnung der Maße erfolgte unter Anwendung der vorgegebenen Schwellenwerte (sog. Cut-off Werte), bei deren Erreichen der QUID einer Patientin die entsprechende Diagnose zuordnet (Belastungsscore $\geq$ 4 bzw. Drangscore $\geq$ 6).[11] Weiterhin wurde untersucht, ob die Cut-off Werte im Hinblick auf die diagnostische Genauigkeit optimal sind. Abschließend wurde im Rahmen einer konfirmatorischen Faktorenanalyse anhand verschiedener Fit-Indizes bewertet, inwiefern die Items die zugehörige Inkontinenzform tatsächlich widerspiegeln.

2.4 Datenerhebung

2.4.1 Erhebungszeitraum und Erhebungszentrum

Die Studienteilnehmerinnen wurden im Zeitraum vom August 2020 bis zum September 2020 über eine gesetzliche Krankenkasse rekrutiert.

---

[9] Da die Harninkontinenz nicht über anderweitige Symptome bzw. Indizien ermittelt werden muss, sondern selbst ihr eigenes Leitsymptom darstellt, ist ein Einbezug von gesunden Probandinnen bei der Berechnung von Sensitivität und Spezifität nicht sinnvoll. Eine gesunde Probandin wird, eine ehrliche Angabe im Fragebogen vorausgesetzt, immer als gesund erkannt werden. Leidet die Probandin an keinem unwillkürlichen Urinverlust, wird sie es im Rahmen des Fragebogens auch nicht angeben und kein falsch-positives Ergebnis erzeugen. Entsprechendes gilt für kranke Probandinnen.

[10] Zu Inhalten und Umfang der ärztlichen Diagnostik vgl. Abschnitt 1.6.

[11] Vgl. Abschnitt 1.8.1.2.

2.4.2   Erhebungsinstrumente

Die Erhebung wurde per Onlinefragebogen durchgeführt. Innerhalb des Gesamtfragebogens kamen folgende standardisierte Messinstrumente zum Einsatz:

- QUID zur Abgrenzung zwischen Belastungs- und Dranginkontinenz
- ISI zur Messung des Schweregrads der Harninkontinenz
- KHQ zur Messung der krankheitsspezifischen Lebensqualität und als Referen-
  zinstrument zur Beurteilung der psychometrischen Eigenschaften des ISI und
  des QUID

Der KHQ lag bereits validiert in der deutschsprachigen Version vor.[12] Die Nutzung erfolgte mit Zustimmung der Entwickler. Der ISI sowie der QUID wurden
im Rahmen dieser Arbeit ins Deutsche übersetzt und validiert. Die Übersetzung erfolgte in Anlehnung an die gängigen Standards zur Übersetzung und
interkulturellen Adaption von Patientenfragebögen.[13] Zunächst wurde die Zustimmung zur Übersetzung und Validierung bei den jeweiligen Entwicklern eingeholt.
Daraufhin wurden die englischen Originalversionen jeweils von zwei Deutsch-
Muttersprachlern mit guten Englischkenntnissen unabhängig voneinander ins
Deutsche übersetzt. Die Übersetzungsergebnisse wichen kaum voneinander ab,
sodass die Entwicklung einer konsentierten Version unproblematisch war. Die
konsentierte Version wurde zur Rückübersetzung an zwei weitere Personen
(deutsch/englisch-bilingual) übermittelt und zurück ins Englische übersetzt. Die
rückübersetzten Versionen wurden miteinander und mit den Originalversionen
verglichen. Da die Originalversionen und die rückübersetzten Versionen inhaltlich übereinstimmten, konnte die grundsätzliche Eignung der neu entwickelten
deutschsprachigen Versionen des ISI und des QUID festgestellt werden. Diese
wurden abschließend mit medizinischem Fachpersonal diskutiert und an eine
kleine Gruppe von Testpersonen ausgehändigt, um auf Verständlichkeit und mög-
liche Interpretationsspielräume zu überprüfen. Hierbei traten keine Probleme auf
und die übersetzten Fragebögen konnten finalisiert werden. Die finale Version der
übersetzten Fragebögen zeigt Abbildung 2.1 (QUID) bzw. Abbildung 2.2 (ISI).

---

[12] Vgl. Bjelic-Radisic et al. (2005a); Bjelic-Radisic et al. (2005b).
[13] Vgl. Guillemin et al. (1993); Wild et al. (2005).

Verlieren Sie Urin (auch nur wenige Tropfen) oder nässen Sie sich, Ihre Einlage oder Ihre Unterwäsche ein...

	Nie	Selten	Ab und zu	Oft	Meistens	Immer
...wenn Sie husten oder niesen?	◯	◯	◯	◯	◯	◯
...wenn Sie sich bücken oder etwas hochheben?	◯	◯	◯	◯	◯	◯
...wenn Sie schnell laufen, joggen oder trainieren?	◯	◯	◯	◯	◯	◯
...wenn Sie sich entkleiden, um auf die Toilette zu gehen?	◯	◯	◯	◯	◯	◯
Müssen Sie so dringend urinieren, dass Sie Urin verlieren (auch nur wenige Tropfen) oder sich einnässen bevor Sie die Toilette erreichen?	◯	◯	◯	◯	◯	◯
Müssen Sie ins Badezimmer stürmen, weil Sie so dringend urinieren müssen?	◯	◯	◯	◯	◯	◯

Abbildung 2.1 Deutsche Version des QUID. (Eigene Darstellung entsprechend zu finden in Brandt et al. (2021))

Bitte beantworten Sie die folgenden zwei Fragen. Kreuzen Sie hierzu jeweils die zutreffende Antwort an.

Wie oft kommt es zu einem ungewollten Urinverlust?
(bitte nur eine Antwort ankreuzen)

◯ Weniger als einmal pro Monat

◯ Ein paar Mal pro Monat

◯ Ein paar Mal pro Woche

◯ Jeden Tag und/oder Nacht

Wie viel Urin verlieren Sie, wenn es zu einem ungewollten Urinverlust kommt?
(bitte nur eine Antwort ankreuzen)

◯ Ein paar Tropfen

◯ Ein kleiner Schuss

◯ Eine größere Menge

Abbildung 2.2 Deutsche Version des ISI. (Eigene Darstellung entsprechend zu finden in Brandt et al. (2022))

Darüber hinaus wurden weitere Items in den Gesamtfragebogen aufgenommen. Allgemeine Daten (Alter, Größe, Gewicht) wurden über ein Freitextfeld abgefragt. Angaben zur bestehenden Harninkontinenz, insbesondere die ärztlichen Diagnosen, wurden mithilfe von Single Choice Fragen erhoben. Die Erhebung von Größe und Gewicht ermöglichte die Berechnung des Body-Mass-Index (BMI $= kg / m^2$). Die Formulierung der Fragen erfolgte unter Berücksichtigung der *10 Gebote der Frageformulierung* nach Porst:[14]

1. Du sollst einfache, unzweideutige Begriffe verwenden, die von allen Befragten in gleicher Weise verstanden werden!
2. Du sollst lange und komplexe Fragen vermeiden!
3. Du sollst hypothetische Fragen vermeiden!
4. Du sollst doppelte Stimuli und Verneinungen vermeiden!
5. Du sollst Unterstellungen und suggestive Fragen vermeiden!
6. Du sollst Fragen vermeiden, die auf Informationen abzielen, über die viele Befragte mutmaßlich nicht verfügen!
7. Du sollst Fragen mit einem eindeutigen zeitlichen Bezug verwenden!
8. Du sollst Antwortkategorien verwenden, die erschöpfend und disjunkt (überschneidungsfrei) sind!
9. Du sollst sicherstellen, dass der Kontext einer Frage sich nicht auf deren Beantwortung auswirkt!
10. Du sollst unklare Begriffe definieren!

Der gesamte Fragebogen, bestehend aus der Studienanamnese, dem QUID, dem ISI und dem KHQ, findet sich im Anhang (Anlage A.1 bis A.4) im elektronisch verfügbaren Zusatzmaterial. Hinweise zur Skalenbildung sowie die Scoring-Algorithmen für den ISI und den QUID sind in Anlage A.2 bzw. A.3 enthalten. Skalenbildung und Scoring-Algorithmus des KHQ ergeben sich aus den Anlagen A.5 und A.6 im elektronisch verfügbaren Zusatzmaterial.[15]

Der Prozess der Datenerhebung und -auswertung ist in Abbildung 2.3 übersichtsartig dargestellt.

---

[14] Porst (2011) in Anlehnung an Payne (1951).
[15] Entnommen aus Bjelic-Radisic et al. (2005a).

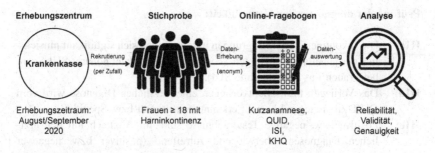

Abbildung 2.3 Datenerhebung und –auswertung. (Eigene Darstellung)

2.5   Datenanalyse

2.5.1   Statistische Formulierung der Forschungsfragen

2.5.1.1   Hypothesen zur Überprüfung der psychometrischen Eigenschaften des QUID

Die Beantwortung der ersten Forschungsfrage erfolgte durch Überprüfung der folgenden Hypothesen:

Prüfung der internen Konsistenz:

H1a: Die Items innerhalb der Subskalen des QUID stehen in starker Beziehung miteinander.

Prüfung der Konstruktvalidität:

H1b: Die Subskalen des QUID korrelieren stark mit verwandten Subskalen des KHQ.

Die Drang-Subskala des QUID sollte insbesondere hoch mit der Subskala des KHQ zur überaktiven Blase korrelieren. Entsprechendes gilt für die Belastungs-Subskala des QUID und die Einzelfrage des KHQ zum unwillkürlichen Harnabgang bei körperlicher Aktivität. Grundsätzlich sollte aber auch mit den übrigen Subskalen eine Korrelation erkennbar sein, da davon auszugehen ist, dass mit Zunahme der Drang- bzw. Belastungssymptomatik die KHQ-gemessene Lebensqualitätsdimension entsprechend belastet wird.

Prüfung der diagnostischen Genauigkeit:

H1c: Die Inkontinenzform-Subgruppen unterscheiden sich signifikant hinsichtlich der jeweils einschlägigen Scores (z. B. signifikant höherer SUI-Score
bei Frauen mit SUI vs. ohne SUI).

H1d: Das Vorliegen bzw. Nichtvorliegen einer ärztlichen Diagnose wird vom
QUID überwiegend korrekt erkannt (Sensitivität bzw. Spezifität).

H1e: Positive bzw. negative Testergebnisse sind, im Abgleich mit den ärztlichen Diagnosen, überwiegend zutreffend (positiver bzw. negativer
Vorhersagewert).

H1f: Die Ergebnisse des QUID stimmen überwiegend mit den vorliegenden
ärztlichen Diagnosen überein (Übereinstimmung/Konkordanz).

H1g: Es gibt keine Cut-off Werte die zu einer höheren diagnostischen Genauigkeit führen, als die vorgegebenen Cut-off Werte (Belastungsscore ≥ 4,
Drangscore ≥ 6).

H1h: Die Items spiegeln die zugehörige Inkontinenzform (Faktor) wider (Item-
Faktor-Fit).

2.5.1.2 Hypothesen zur Überprüfung der psychometrischen Eigenschaften des ISI

Die Beantwortung der zweiten Forschungsfrage erfolgte durch Überprüfung der
folgenden Hypothesen:

H2a: Die ISI-Schweregrad-Subgruppen unterscheiden sich signifikant hinsichtlich der KHQ- und QUID-Scores.

H2b: Die Messergebnisse des ISI korrelieren mit den Messergebnissen des
KHQ.

Eine starke Korrelation sollte hierbei insbesondere mit denjenigen Subskalen
des KHQ vorliegen, welche die gleiche oder eine ähnliche Dimension messen.
Der ISI sollte aber auch mit den übrigen Subskalen des KHQ korrelieren, da
davon auszugehen ist, dass mit zunehmendem Schweregrad die KHQ-gemessene
Lebensqualitätsdimension entsprechend belastet wird.

2.5.2 Statistische Analysemethoden

Zur Überprüfung der Daten auf Vollständigkeit und zur Durchführung der deskriptiven und inferenzstatistischen Analysen wurden die erhobenen Daten in Microsoft Excel sowie in die Statistiksoftware *R* (v4.1.0 für Windows kombiniert mit *R Studio* v1.4.1717 für Windows) übertragen. Darüber hinaus wurden einige Berechnungen (Spezifität, Sensitivität, Cohens Kappa) mithilfe der Website *VassarStats: Website for Statistical Computation* vorgenommen.[16] Effektstärken (Cohens d) wurden mithilfe der Website *StatistikGuru* berechnet.[17]

2.5.2.1 Deskriptive Datenanalyse

Im Rahmen der deskriptivstatistischen Betrachtung wurden die erhobenen Daten zunächst hinsichtlich der folgenden Merkmale untersucht, sofern bei gegebenem metrischem Skalenniveau möglich: Minimum (Min), Maximum (Max), Median, arithmetisches Mittel (Mean), Standardabweichung (SD). Für die Item-Scores von QUID und ISI wurden zusätzlich Schiefe und Kurtosis berechnet.

Weiterhin wurden Mittelwert und Standardabweichung für Alter, Größe, Gewicht, BMI, die QUID-Scores sowie die KHQ-Scores getrennt nach ISI Schweregrad berechnet und ausgewiesen.

2.5.2.2 Analyse der psychometrischen Eigenschaften des QUID

Analyse der internen Konsistenz:
Die Prüfung der internen Konsistenz i. S. v. Hypothese H1a erfolgte mithilfe der Maßzahl Cronbachs Alpha.[18] Cronbachs Alpha gibt die durchschnittliche Korrelation zwischen verschiedenen Items an. Hierdurch kann festgestellt werden, inwiefern die Items innerhalb einer Subskala zusammenhängen, d. h. dasselbe hinter der Messung liegende Konstrukt messen. Für eine zufriedenstellende interne Konsistenz sollte ein Wert von ≥ 0,7 erreicht werden. Werte ab 0,8 gelten als gut, Werte unter 0,5 als nicht akzeptabel.[19]

Darüber hinaus wurden die Korrelationen der Einzelitems des QUID mit dem Score der zugehörigen Subskala, jeweils unter Auslassung des betrachteten Einzelitems, berechnet (sog. Trennschärfekoeffizienten). Um eine gute

---

[16] Vgl. VassarStats: Website for Statistical Computation.

[17] Vgl. Hemmerich (2015).

[18] Vgl. hierzu und zum Folgenden Cortina (1993); Cronbach (1951).

[19] Vgl. Hossiep (2014); Nunnally/Bernstein (1994).

interne Konsistenz zu bestätigen, sollte jeweils eine starke Korrelation zwischen Einzelitem und zugehöriger Subskala vorliegen.

Analyse der Konstruktvalidität:
Im Vorfeld der Beantwortung von H1b (Validität des QUID) wurde zunächst untersucht, ob die gemessenen Scorewerte normalverteilt sind (Voraussetzung zur Berechnung der Pearson-Korrelation).[20] Die Überprüfung des Normalverteilungskriteriums erfolgte sowohl grafisch per Histogramm mit eingezeichneter Normalverteilungskurve als auch per Shapiro-Wilk-Test ($p > 0,05$ für Bestätigung der Normalverteilungsannahme).[21] Da keine Normalverteilung gegeben war, erfolgte die Analyse von H1b mittels non-parametrischer Rangkorrelation nach Spearman (Rangkorrelationskoeffizient: Spearmans Rho (r_s)).[22] Es wurde untersucht, inwiefern die Messergebnisse des QUID mit denen des KHQ (jeweils in der deutschen Fassung) korrelieren ($\alpha = 0,05$). Zur Berechnung der Konvergenz- und Diskriminanzvalidität, wurden die Korrelationen des QUID mit allen Subskalen und Einzelfragen des KHQ untersucht. Gemäß der weit verbreiteten Interpretation von r_s nach Cohen wurde bei $|r_s| \geq 0,1$ eine schwache Korrelation, bei $|r_s| \geq 0,3$ eine mittlerer Korrelation, bei $|r_s| \geq 0,5$ eine starke Korrelation und bei $|r_s| < 0,1$ keine Korrelation angenommen.[23]

Analyse der diagnostischen Genauigkeit:
Zur Analyse der diagnostischen Genauigkeit wurden nur diejenigen Fragebögen verwendet, bei denen eine eindeutige ärztliche Diagnose (Belastungs-, Drang- oder Mischinkontinenz) angegeben wurde.

Zunächst wurden die QUID-, KHQ- und ISI-Scores nach Inkontinenzform gruppiert (Subgruppenbildung nach Inkontinenzform). Daraufhin wurden die Gruppen wie folgt auf Mittelwertunterschiede i. S. v. Hypothese H1c untersucht: Frauen mit Belastungsinkontinenz[24] vs. Frauen ohne Belastungsinkontinenz sowie Frauen mit Dranginkontinenz[25] vs. Frauen ohne Dranginkontinenz. Hierzu

---

[20] Vgl. Döring/Bortz (2016).

[21] Vgl. Shapiro/Wilk (1965).

[22] Vgl. Spearman (1904).

[23] Vgl. Cohen (1988).

[24] Hierzu zählen sowohl die Frauen mit ärztlich diagnostizierter Belastungs- als auch Mischinkontinenz.

[25] Hierzu zählen sowohl die Frauen mit ärztlich diagnostizierter Drang- als auch Mischinkontinenz.

wurde der Mann-Whitney-U-Test, ein parameterfreies Testverfahren zur Untersuchung von Mittelwertunterschieden zwischen zwei Gruppen, genutzt.[26] Bei signifikantem Mittelwertunterschied (p $\leq$ 0,05) wurde das standardisierte Effektstärkemaß Cohens d berechnet. Nach Cohen besteht bei |d| $\geq$ 0,2 ein kleiner, bei |d| $\geq$ 0,5 ein mittlerer und bei |d| $\geq$ 0,8 ein großer Effekt.[27]

Daraufhin wurde die Sensitivität (SE) und Spezifität (SP) jeweils für die Erkennung der Belastungs- und Dranginkontinenz berechnet. Grundlage für die Berechnung waren die Testergebnisse des QUID sowie die angegebenen ärztlichen Diagnosen, die zur Verifizierung bzw. Falsifizierung der Testergebnisse des QUID genutzt wurden. Die Angabe einer Mischinkontinenz wurde hierbei sowohl als Belastungs- als auch als Dranginkontinenz gezählt.

Zur Berechnung der Sensitivität bei der Erkennung der Belastungsinkontinenz bzw. Dranginkontinenz durch den QUID (SE$_{Belastung}$ bzw. SE$_{Drang}$), wurde die Anzahl der richtig positiv getesteten Probandinnen mit Belastungsinkontinenz bzw. Dranginkontinenz (RP$_{Belastung}$ bzw. RP$_{Drang}$), d. h. die Anzahl derjenigen Probandinnen bei denen das positive Ergebnis aus der QUID-Belastungsskala (Belastungsscore $\geq$ 4) bzw. der QUID-Drangskala (Drangscore $\geq$ 6) mit der angegebenen ärztlichen Diagnose übereinstimmte, ins Verhältnis zur Anzahl aller Probandinnen gesetzt, bei denen, gemäß ärztlicher Diagnose, tatsächlich eine Belastungs- bzw. Dranginkontinenz vorlag ($N^+_{Belastung}$ bzw. N^+_{Drang}). $N^+_{Belastung}$ bzw. N^+_{Drang} entsprachen hierbei der Summe der richtig positiv getesteten Probandinnen (RP$_{Belastung}$ bzw. RP$_{Drang}$) zzgl. der falsch negativ getesteten Probandinnen (FN$_{Belastung}$ bzw. FN$_{Drang}$).

Insgesamt errechneten sich die Sensitivitäten somit wie folgt:

$$SE_{Belastung} = \frac{RP_{Belastung}}{N^+_{Belastung}} = \frac{RP_{Belastung}}{RP_{Belastung} + FN_{Belastung}}$$

bzw.

$$SE_{Drang} = \frac{RP_{Drang}}{N^+_{Drang}} = \frac{RP_{Drang}}{RP_{Drang} + FN_{Drang}}$$

Die Spezifitäten errechneten sich analog, indem die Anzahlen der richtig negativ getesteten Probandinnen (RN$_{Belastung}$ bzw. RN$_{Drang}$) ins Verhältnis zu den Anzahlen all derjenigen Probandinnen gesetzt wurden, bei denen tatsächlich keine

---

[26] Vgl. Mann/Whitney (1947).
[27] Vgl. Cohen (1988).

Belastungs- bzw. Dranginkontinenz vorlag ($N^-_{Belastung}$ bzw. N^-_{Drang}), was wiederum der Summe aus richtig negativ (RN$_{Belastung}$ bzw. RN$_{Drang}$) und falsch positiv (FP$_{Belastung}$ bzw. FP$_{Drang}$) getesteten Probandinnen entsprach:

$$SP_{Belastung} = \frac{RN_{Belastung}}{N^-_{Belastung}} = \frac{RN_{Belastung}}{RN_{Belastung} + FP_{Belastung}}$$

bzw.

$$SP_{Drang} = \frac{RN_{Drang}}{N^-_{Drang}} = \frac{RN_{Drang}}{RN_{Drang} + FP_{Drang}}$$

Alternativ ist die Berechnung von Sensitivität und Spezifität durch Eingabe der Ergebniskombinationen von QUID und ärztlicher Diagnostik in folgender 2×2 Matrix möglich (Abbildung 2.4).[28]

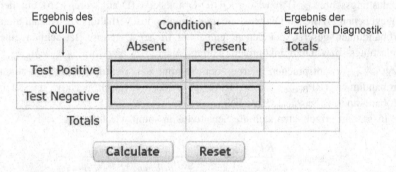

Abbildung 2.4 Berechnung von Sensitivität und Spezifität per 2×2 Matrix. (Geringfügig modifiziert entnommen aus VassarStats: Website for Statistical Computation)

Zu den Sensitivitäten und Spezifitäten wurden hierbei jeweils auch die 95 %-Konfidenzintervalle berechnet.

Entsprechend wurden auch positiver prädiktiver Wert (PPV) und negativer prädiktiver Wert (NPV) für Belastungs- als auch Drangskala berechnet, die das

---

[28] Vgl. VassarStats: Website for Statistical Computation.

Verhältnis von positiven Testergebnissen, die mit den ärztlichen Diagnosen übereinstimmen (RP) zu allen positiven Testergebnissen (PPV) bzw. das Verhältnis von negativen Testergebnissen, die mit den ärztlichen Diagnosen übereinstimmen (RN) zu allen negativen Testergebnissen (NPV) angeben. Formal stellt sich dies wie folgt dar:

$$PPV = \frac{RP}{RP + FP}$$

bzw.

$$NPV = \frac{RN}{RN + FN}$$

Im Anschluss wurden die Übereinstimmungsquoten zwischen QUID und ärztlicher Diagnostik jeweils für die Belastungs- und Drangskala sowie den Gesamtfragebogen berechnet. Zur Berechnung dieser „Gesamttrefferquoten" ($GT_{Belastung}$, GT_{Drang}, GT_{QUID}) wurde die Anzahl richtig erkannter Fälle ($N_{Richtig}$) ins Verhältnis zur Gesamtfallzahl (N_{Gesamt}) gesetzt. Als richtig erkannte Fälle wurden all diejenigen Probandinnen gezählt, bei denen das QUID-Ergebnis exakt mit der angegebenen ärztlichen Diagnose übereinstimmte. Betreffend den Gesamtfragebogen konnte es zu Teilübereinstimmungen kommen, d. h. der QUID gab bei ärztlich diagnostizierter Mischinkontinenz nur in einer Subskala ein positives Ergebnis aus oder der QUID gab bei nur einer ärztlich diagnostizierten Inkontinenzform für beide Subskalen ein positives oder negatives Ergebnis aus. Derartige Ergebnisse wurden als halbrichtig gezählt ($N_{Halbrichtig}$) und entsprechend mit dem Faktor 0,5 gewichtet. Für den Gesamtfragebogen errechnete sich die Gesamttrefferquote somit wie folgt:

$$GT_{QUID} = \frac{N_{Richtig} + \frac{1}{2} * N_{Halbrichtig}}{N_{Gesamt}} = \frac{N_{Richtig} + \frac{1}{2} * N_{Halbrichtig}}{N_{Richtig} + N_{Halbrichtig} + N_{Falsch}}$$

Im weiteren Studienverlauf waren die berechneten Vorhersagewerte sowie die Gesamttrefferquoten von untergeordneter Bedeutung, da sie stark von der Prävalenz innerhalb der Studienpopulation abhängen und die Ergebnisse daher nur sehr eingeschränkt übertragbar sind.[29] Sensitivität und Spezifität sind in diesem Zusammenhang deutlich stabiler, weshalb hierauf der Fokus gelegt wurde.

---

[29] Vgl. Šimundić (2009).

Die zusätzliche Berechnung von Cohens Kappa im Rahmen einer daran anschließenden Konkordanzanalyse ermöglichte eine bessere Einschätzung der Übereinstimmung zwischen den Ergebnissen des QUID und der ärztlichen Diagnostik. Cohens Kappa ist ein Maß, das zur Bewertung von Urteilsübereinstimmungen zwischen verschiedenen Messmethoden mit nominalen Ergebnisausprägungen eingesetzt werden kann.[30] Anschaulich gesprochen misst Cohens Kappa „[…] die normierte Differenz zwischen dem Anteil an beobachteten Urteilsübereinstimmungen und dem Anteil an Urteilsübereinstimmungen, der durch reinen Zufall zu erwarten wäre. […] Bei völliger Übereinstimmung nimmt Cohens Kappa den Wert 1 an. Ein Wert von 0 bedeutet, dass die Übereinstimmungen der Zahl der zu erwartenden zufälligen Urteilsübereinstimmungen entsprechen und ist somit ein miserabler Wert."[31] Nach den gängigen Interpretationen von Landis/Koch oder Altmann gelten Werte unter 0,2 als nicht ausreichend, Werte von 0,21 bis 0,4 als hinreichend, Werte von 0,41 bis 0,6 als moderat, Werte von 0,61 bis 0,8 als gut und Werte über 0,8 als sehr gut.[32] Die Berechnung von Cohens Kappa erfolgte für die beiden Subskalen des QUID ebenfalls durch Eingabe der Ergebniskombinationen von QUID und ärztlicher Diagnostik in einer 2×2 Matrix analog Abbildung 2.4. Hinsichtlich des Gesamtfragebogens war zur Berechnung von Cohens Kappa eine Eingabe in der in Abbildung 2.5 gezeigten 4×4 Matrix mit folgenden Diagnosekategorien erforderlich: SUI, UUI, MUI oder keine Harninkontinenz.[33]

---

[30] Vgl. Cohen (1960); Kwiecien et al. (2011).

[31] Kwiecien et al. (2011).

[32] Vgl. Altmann (1991); Landis/Koch (1977).

[33] Vgl. VassarStats: Website for Statistical Computation. Die Berücksichtigung der Kategorie "keine Harninkontinenz" war notwendig, da der QUID in vier Fällen keine der genannten Inkontinenzformen feststellte.

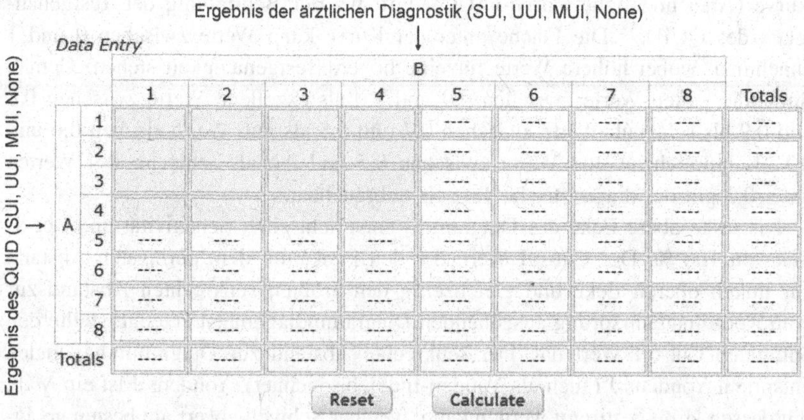

Ergebnis der ärztlichen Diagnostik (SUI, UUI, MUI, None)

Abbildung 2.5 Berechnung von Cohens Kappa per 4 × 4 Matrix. (Geringfügig modifiziert entnommen aus VassarStats: Website for Statistical Computation)

Zusätzlich zu Cohens Kappa wurde bei der Berechnung der Standardfehler des Mittelwerts (SEM) sowie das 95 %-Konfidenzintervall ausgegeben und berichtet.[34]

Daraufhin wurde untersucht, ob die vorgegebene Kombination der Cut-off Werte (Belastungsscore $\geq$ 4, Drangscore $\geq$ 6) hinsichtlich der diagnostischen Genauigkeit optimal sind. Hierzu wurden die Cut-off Werte der beiden Subskalen variiert und der Einfluss auf die Kombination aus Sensitivität und Spezifität beobachtet.[35] In einem quadratischen Diagramm wurde, jeweils getrennt für die Belastungs- und die Drangsubskala, auf der x-Achse die 1-Spezifität[36] von 0 bis 1 (0 % bis 100 %) und auf der y-Achse die Sensitivität von 0 bis 1 (0 % bis 100 %) abgetragen. Daraufhin wurden für alle möglichen Cut-off Werte die sich ergebenden Wertepaare für Sensitivität und Spezifität als Punkte ins Diagramm eingetragen und durch eine Linie, die sog. ROC-Kurve (Receiver-Operating-Characteristic-Kurve),[37] auch Grenzwertoptimierungskurve oder Isosensitivitätskurve genannt, miteinander verbunden. Die Fläche unter der

---

[34] Vgl. zur Berechnungsmethode Fleiss et al. (1969).

[35] Vgl. hierzu und zum Folgenden Swets (1988); Zweig/Campbell (1993).

[36] Die 1-Spezifität entspricht der Falsch-Positiv-Quote.

[37] Vgl. Zou et al. (2007).

Kurve (Area under the Curve (AUC)) hilft bei der Beurteilung der Testgenauigkeit des QUID.[38] Die Fläche unter der Kurve kann Werte zwischen 0 und 1 annehmen, wobei höhere Werte für eine höhere Testgenauigkeit stehen. Gemäß Šimundić gelten Werte zwischen 0,9 und 1,0 als exzellent, Werte zwischen 0,8 und 0,9 als sehr gut, Werte zwischen 0,7 und 0,8 als gut, Werte zischen 0,6 und 0,7 als hinreichend und Werte zwischen 0,5 und 0,6 als schlecht. Bei Werten unter 0,5 gilt der diagnostische Test als unbrauchbar.

Die linke obere Ecke des Diagramms entspricht einer Sensitivität und Spezifität von 100 %. Der Cut-off Wert, der den Punkt mit dem geringsten Abstand zur linken oberen Ecke und gleichzeitig den größten senkrechten Abstand zur vom Koordinatenursprung ausgehenden Diagrammdiagonalen erzeugt, stellte den optimalen Cut-off Wert dar. Der senkrechte Abstand zur Diagrammdiagonalen entspricht Youdens J (auch als Youden-Index bezeichnet). Youdens J ist ein Maß, mit dessen Hilfe bestimmt werden kann, welcher Schwellenwert am besten geeignet ist, um bei einer Messung zwei Gruppen voneinander zu unterscheiden. Der Youden-Index wurde von William J. Youden entwickelt[39] und wird wie folgt berechnet:[40]

$$J_{Belastung} = SE_{Belastung} + SP_{Belastung} - 1$$

bzw.

$$J_{Drang} = SE_{Drang} + SP_{Drang} - 1$$

Youdens J kann Werte zwischen 0 und 1 annehmen. Höhere Werte zeigen eine bessere diagnostische Genauigkeit an.

Schließlich wurden im Rahmen einer konfirmatorischen Faktorenanalyse verschiedene Fit-Indizes ermittelt, die eine Beurteilung der Passung zwischen den Items des QUID und der jeweils zugehörigen Inkontinenzform, dem Faktor, erlaubten.[41] Allgemein formuliert ermöglicht eine konfirmatorische Faktorenanalyse die Untersuchung von Beziehungen zwischen einem latenten Konstrukt, das einer direkten Messung nicht zugänglich ist (hier: Inkontinenzform) und Indikatoren, die das latente Konstrukt widerspiegeln und messbar machen (hier:

---

[38] Vgl. hierzu und zum Folgenden Šimundić (2009).

[39] Vgl. Youden (1950).

[40] Vgl. Goldhammer/Hartig (2012).

[41] Vgl. zum gesamten restlichen Unterabschnitt Backhaus et al. (2011).

QUID-Items). Wie in Abbildung 2.6 dargestellt, setzt die konfirmatorische Faktorenanalyse ein reflektives Messmodell voraus, d. h. im Hinblick auf die Wirkrichtung determiniert das latente Konstrukt die Ausprägung der Indikatoren.

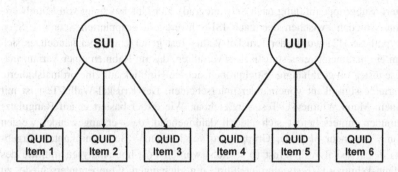

Abbildung 2.6 Reflektives Messmodell zur QUID-Inkontinenzform. (Eigene Darstellung)

Zur Bewertung der Passung zwischen den Items und dem jeweils zugehörigen Faktor (Item-Faktor-Fit) wurden zum einen die Faktorladungen berechnet. Die Faktorladungen sind nichts anderes als standardisierte Item-Faktor-Korrelationskoeffizienten und damit mit den im Rahmen der Untersuchung der internen Konsistenz berechneten Trennschärfekoeffizienten vergleichbar. Sie können Werte zwischen −1 und 1 annehmen, wobei in der praktischen Anwendung Ladungen ab 0,5 als „hoch" gelten, mithin für einen guten Item-Faktor-Fit sprechen. Zusätzlich wurden Chi^2-Teststatistik, Comparative Fit Index (CFI), Root Mean Square Error of Approximation (RMSEA) und Standardized Root Mean Square Residual (SRMR) mittels Maximum-Likelihood-Methode geschätzt. Das Verhältnis aus Chi^2-Teststatistik und Freiheitsgraden (Chi^2/df) sollte einen Wert ≤ 3 annehmen, um eine gute Modellpassung zu bestätigen.[42] Der RMSEA ist ein weiteres Maß zur Beurteilung der Modellpassung und sollte ≤ 0,06 sein. Auch der SRMR ist ein gängiges Maß zur Beurteilung der Modellpassung. Er sollte bei ≤ 0,08 liegen, um eine gute Modellpassung anzunehmen. Der CFI vergleicht das untersuchte Modell mit einem theoretischen Basis- bzw. Nullmodell, das eine schlechte Modelpassung hat, d. h. in dem die Item-Faktor-Beziehungen als unkorreliert angenommen werden. Er sollte einen Wert ≥ 0,95 annehmen.

---

[42] Vgl. hierzu und zum Folgenden Hu/Bentler (1999). Im Übrigen wird die Nicht-Signifikanz der Chi^2-Teststatistik nicht (mehr) als zwingendes Kriterium zur Feststellung der Modellpassung empfohlen. Vgl. entsprechend Schermelleh-Engel et al. (2003); Vandenberg (2006).

2.5.2.3 Analyse der psychometrischen Eigenschaften des ISI

Analyse der Mittelwertunterschiede:
Zunächst wurden die QUID- und die KHQ-Scores nach ISI-Schweregrad gruppiert (Subgruppenbildung nach Schweregrad). Zur Untersuchung von Mittelwert-
unterschieden zwischen den nach ISI-Schweregrad gruppierten Scores i. S. v.
Hypothese H2a wurde der Kruskal-Wallis-Test genutzt. Hierbei handelt es sich
um ein parameterfreies statistisches Verfahren, das im Rahmen einer Varianzana-
lyse testet, ob unabhängige Stichproben sich im Hinblick auf eine ordinalskalierte
Variable signifikant voneinander unterscheiden. Der Kruskal-Wallis-Test ist mit
einem Mann-Whitney-U-Test vergleichbar. Wie dieser basiert er auf Rangplatz-
summen, unterscheidet sich jedoch dahingehend, dass er angewendet werden
kann, um mehr als zwei Gruppen zu vergleichen.[43] Bei signifikantem Ergebnis des Kruskal-Wallis-Test (p < 0,05) wurden Post-hoc-Analysen mithilfe des
Mann-Whitney-U-Tests durchgeführt, um diejenigen Gruppenunterschiede zu
bestimmen, die für das signifikante Ergebnis verantwortlich waren. Um hierbei
einer Alphafehler-Kumulierung entgegenzuwirken, wurde die Korrekturmethode
nach Bonferroni-Holm genutzt.[44]

Analyse der Konstruktvalidität:
Da der ISI eine Einteilung in vier Schweregrade vornimmt, die Daten mithin ordi-
nalskaliert sind, erfolgte die Analyse von H2b, analog zur Untersuchung von H1b
(Validität des QUID), mithilfe des non-parametrischen Korrelationskoeffizienten
nach Spearman.[45]

---

[43] Vgl. Kruskal/Wallis (1952).
[44] Vgl. Holm (1979).
[45] Vgl. hierzu Abschnitt 2.5.2.2.

2.6 Fallzahlplanung

Um die mutmaßlich großen[46] Mittelwertunterschiede zwischen Frauen mit und ohne Dranginkontinenz (Hypothese H1c) mit einer Power (1 – β) von 0,8 und einem Signifikanzniveau von 0,05 zu untersuchen, wurde eine minimale Stichprobengröße von 32 Frauen mit Dranginkontinenz und 24 Frauen ohne Dranginkontinenz benötigt (Berechnet mit G*Power;[47] Zweiseitiger Mann-Whitney-U-Test (zwei Gruppen); Effektgröße: 0,8;[48] Verteilungsverhältnis: 53/39[49]).

Um die mutmaßlich ebenfalls großen[50] Mittelwertunterschiede zwischen Frauen mit und ohne Belastungsinkontinenz (Hypothese H1c) mit einer Power von 0,8 und einem Signifikanzniveau von 0,05 zu untersuchen, wurde eine minimale Stichprobengröße von 56 Frauen mit Belastungsinkontinenz und 18 Frauen ohne Belastungsinkontinenz benötigt (Berechnet mit G*Power;[51] Zweiseitiger Mann-Whitney-U-Test (zwei Gruppen); Effektgröße: 0,8;[52] Verteilungsverhältnis: 70/22[53]).

Um die mutmaßlich starken[54] Korrelationen zwischen verwandten Domänen des QUID und des KHQ mit einer Power von 0,8 und $\alpha = 0{,}05$ zu berechnen, wurde eine Fallzahl von mindestens n = 26 benötigt (Berechnet mit G*Power;[55] Zweiseitige lineare Regression, Ein-Gruppenfall; Korrelationskoeffizient: 0,5;[56] SD (x): 30;[57] SD (y): 3[58]).

Um die Korrelationen zwischen dem ISI und dem KHQ mit einer Power von 0,8 und $\alpha = 0{,}05$ zu berechnen, wurde eine Fallzahl von mindestens n = 82 benötigt (Berechnet mit G*Power;[59] Zweiseitige lineare Regression, Ein-Gruppenfall;

---

[46] Vgl. Bradley et al. (2010).

[47] Vgl. Faul et al. (2007).

[48] Vgl. Cohen (1988).

[49] Basierend auf der tatsächlichen Verteilung innerhalb der Studie.

[50] Vgl. Bradley et al. (2010).

[51] Vgl. Faul et al. (2007).

[52] Vgl. Cohen (1988).

[53] Basierend auf der tatsächlichen Verteilung innerhalb der Studie.

[54] Vgl. Bradley et al. (2010).

[55] Vgl. Faul et al. (2007).

[56] Vgl. Cohen (1988).

[57] Vgl. Bjelic-Radisic et al. (2005a).

[58] Vgl. Bradley et al. (2010).

[59] Vgl. Faul et al. (2007).

Korrelationskoeffizient: 0,3;[60] SD (x): 30;[61] SD (y): 2,75[62]). Der Fallzahlbe-
rechnung liegt die Annahme zugrunde, dass die interessierenden Korrelationen
zumindest moderat sind.

Alle Teilnehmerinnen die bis zum 30.09.2020 (Stichtag) eingeschlossen wurden, die Einschlusskriterien erfüllten und den Fragebogen vollständig ausgefüllt
haben, gingen in die Untersuchung ein.

---

[60] Vgl. Cohen (1988).
[61] Vgl. Bjelic-Radisic et al. (2005a).
[62] Vgl. Murphy et al. (2006).

Ergebnisse

3

3.1 Deskriptive Statistiken

3.1.1 Populationskenngrößen

An der Befragung nahmen insgesamt 246 Personen teil. Hiervon entsprachen 161 Personen (65 %) den festgelegten Ein- und Ausschlusskriterien und wurden in die Studie eingeschlossen. Bei 92 der 161 eingeschlossenen Personen (57 %) war die Inkontinenzform hinreichend bekannt.[1] Tabelle 3.1 gibt eine Übersicht über die entsprechenden Populationskenngrößen.

Tabelle 3.1 Populationskenngrößen

	Min	Max	Median	Mean	SD
Alter	24	83	57	56,2	10,2
Größe (in cm)	146	183	167	167,6	6,5
Gewicht (in kg)	47	150	82	85,5	21,4
BMI	17,5	55,8	28,7	30,5	7,6
Erkrankungsdauer	n (%)	Inkontinenzform	n (%)		
< 1 Jahr	19 (12 %)	SUI	39 (24 %)		
1 bis 3 Jahre	65 (40 %)	UUI	22 (14 %)		
> 3 Jahre	77 (48 %)	MUI	31 (19 %)		
		Andere/unbekannt	69 (43 %)		

---

[1] Gesamtanzahl der Frauen, die im Fragebogen eine konkrete ärztliche Diagnose angegeben haben.

Ergänzend zu den o. g. Populationskenngrößen gibt Tabelle 3.2 eine Übersicht über Mittelwerte und Standardabweichungen der Subgruppen getrennt nach dem Schweregrad der Harninkontinenz gemessen mit dem ISI bzw. über die Verteilung der Erkrankungsdauern und Inkontinenzformen in den entsprechenden Subgruppen.

Tabelle 3.2 Populationskenngrößen getrennt nach ISI-Schweregrad (Mean ± SD)

	Leicht (n = 15)	Moderat (n = 81)	Schwer (n = 42)	Sehr schwer (n = 23)	p-Wert (H-Test)
Alter	56,8 ± 9,2	55,3 ± 10,5	54,4 ± 9,1	62,4 ± 9,8	< 0,01
Größe (in cm)	168,0 ± 5,2	167,0 ± 6,1	168,8 ± 7,2	166,9 ± 7,5	0,3197
Gewicht (in kg)	79,2 ± 21,1	82,0 ± 20,0	91,6 ± 19,2	90,5 ± 27,4	0,0193
BMI	27,9 ± 6,3	29,3 ± 6,6	32,4 ± 7,7	32,6 ± 10,2	0,0576
Erkrankungsdauer	**n (%)**	**n (%)**	**n (%)**	**n (%)**	
< 1 Jahr	1 (7 %)	11 (13 %)	5 (12 %)	2 (9 %)	–
1 bis 3 Jahre	8 (53 %)	37 (46 %)	14 (33 %)	6 (26 %)	–
> 3 Jahre	6 (40 %)	33 (41 %)	23 (55 %)	15 (65 %)	–
Inkontinenzform	**n (%)**	**n (%)**	**n (%)**	**n (%)**	
SUI	4 (26 %)	21 (26 %)	10 (24 %)	4 (17 %)	–
UUI	1 (7 %)	9 (11 %)	7 (17 %)	5 (22 %)	–
MUI	1 (7 %)	11 (14 %)	11 (26 %)	8 (35 %)	–
Andere/unbekannt	9 (60 %)	40 (49 %)	14 (33 %)	6 (26 %)	–

Tabelle 3.3 gibt eine Übersicht der Mittelwerte und Standardabweichungen der Populationskenngrößen bzw. der Verteilung der Erkrankungsdauern und ISI-Schweregrade getrennt nach ärztlich diagnostizierter Inkontinenzform.

3.1.2 Kenngrößen der Inkontinenzfragebögen

3.1.2.1 Kenngrößen des ISI

In Tabelle 3.4 sind die Kenngrößen des ISI übersichtsartig dargestellt.

In der Stichprobe waren alle möglichen Ausprägungen des ISI vertreten. Im Durchschnitt und Median wies die Stichprobe einen moderaten Schweregrad auf. Die Übersetzung der ISI-Scores in die vier möglichen Schweregrade brachte eine Reduktion der Daten auf ordinales Skalenniveau mit sich, weshalb die

Tabelle 3.3 Populationskenngrößen getrennt nach Inkontinenzform (Mean ± SD)

	Frauen mit SUI (n = 39)	Frauen mit UUI (n = 22)	Frauen mit MUI (n = 31)	p-Wert (H-Test)
Alter	56,8 ± 9,2	55,3 ± 10,5	54,4 ± 9,1	0,229
Größe (in cm)	168,0 ± 5,2	167,0 ± 6,1	168,8 ± 7,2	0,494
Gewicht (in kg)	79,2 ± 21,1	82,0 ± 20,0	91,6 ± 19,2	0,872
BMI	27,9 ± 6,3	29,3 ± 6,6	32,4 ± 7,7	0,831
Erkrankungsdauer	n (%)	n (%)	n (%)	
< 1 Jahr	4 (10 %)	4 (18 %)	2 (6 %)	–
1 bis 3 Jahre	9 (23 %)	11 (50 %)	12 (39 %)	–
> 3 Jahre	26 (67 %)	7 (32 %)	17 (55 %)	–
Anzahl Patientinnen...	n (%)	n (%)	n (%)	
...mit leichter UI	4 (10 %)	1 (4 %)	1 (3 %)	–
...mit moderater UI	21 (54 %)	9 (41 %)	11 (35,5 %)	–
...mit schwerer UI	10 (26 %)	7 (32 %)	11 (35,5 %)	–
...mit sehr schwerer UI	4 (10 %)	5 (23 %)	8 (26 %)	–

Tabelle 3.4 Kenngrößen des ISI

	Min	Max	Median	Mean	SD	Schiefe	Kurtosis
Item 1 (Inkontinenzhäufigkeit)	1 (3,7 %)	4 (49,1 %)	3	3,2	0,9	−0,8	−0,4
Item 2 (Inkontinenzmenge)	1 (27,3 %)	3 (16,1 %)	2	1,9	0,7	0,1	−0,6
ISI Score	1 (2,5 %)	12 (14,3 %)	6	6,3	3,1	0,5	−0,7
ISI Schweregrad	Leicht (9,3 %)	Sehr schwer (14,3 %)	moderat	–	–	–	–

Berechnung von Mittelwert und Standardabweichung hier nicht mehr möglich war.

Abbildung 3.1 gibt eine Übersicht über die sich hieraus ergebende Häufigkeitsverteilung der ISI Schweregrade in der Stichprobe.

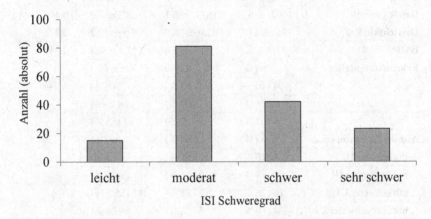

Abbildung 3.1 Häufigkeitsverteilung der ISI Schweregrade. (Eigene Darstellung)

Bei etwa der Hälfte der Frauen (n = 81) wurde mit dem ISI eine moderate Harninkontinenz gemessen. Bei etwa einem Viertel (n = 42) lag eine schwere Harninkontinenz und bei den übrigen Frauen eine leichte (n = 15) bzw. sehr schwere Inkontinenz (n = 23) vor.

Bei Betrachtung der ISI-Scores getrennt nach ärztlich diagnostizierter Inkontinenzform fällt auf, dass die Frauen mit reiner Belastungsinkontinenz einen niedrigeren Schweregrad aufwiesen als die Frauen mit Drang- oder Mischinkontinenz. So lag der mittlere ISI-Score bei den Frauen mit Belastungsinkontinenz bei 6,0 (Median = 6; SD = 2,9), während die Frauen mit Dranginkontinenz einen mittleren Wert von 7,2 (Median = 8; SD = 3,3) und die Frauen mit Mischinkontinenz einen mittleren Wert von 7,5 (Median = 8; SD = 3,3) erreichten. Bei den übrigen Frauen, d. h. den Frauen ohne ärztliche Diagnose einer Belastungs-, Drang- oder Mischinkontinenz, lag der ISI-Score im Mittel bei 5,6 (Median = 6; SD = 2,9).

3.1.2.2 Kenngrößen des QUID

Die Häufigkeitsverteilung innerhalb der Belastungsskala des QUID ist in Abbildung 3.2 dargestellt.

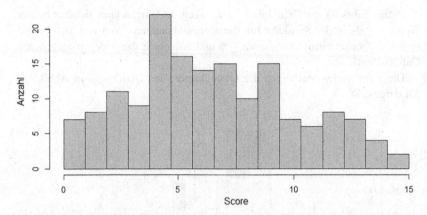

Abbildung 3.2 Häufigkeitsverteilung der QUID Belastungsscores. (Eigene Darstellung)

Über die Hälfte der Frauen wies einen Score zwischen vier und neun auf. 126 Frauen wiesen einen Score ≥ 4 auf und erreichten damit den vorgegebenen Cut-off Wert[2].

Abbildung 3.3 zeigt die Häufigkeitsverteilung in der Drangskala des QUID.

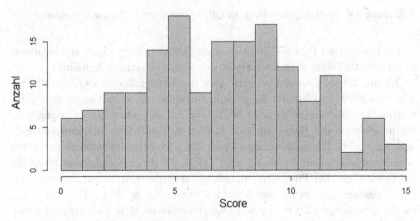

Abbildung 3.3 Häufigkeitsverteilung der QUID Drangscores. (Eigene Darstellung)

---

[2] Vgl. zu den vorgegebenen Cut-off Werten des QUID Abschnitt 1.8.1.2.

In der Subskala zur Dranginkontinenz lagen im Durchschnitt sichtbar höhere Werte vor als in der Subskala zur Belastungsinkontinenz. Von den 161 Frauen hatten 98 Frauen einen Drangscore $\geq$ 6 und erreichten damit den vorgegebenen Cut-off Wert[3].

Die Häufigkeitsverteilungen der Gesamtscores des QUID sind in Abbildung 3.4 dargestellt.

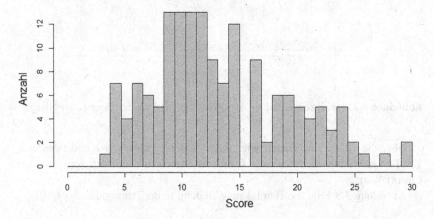

Abbildung 3.4 Häufigkeitsverteilung der QUID Gesamtscores. (Eigene Darstellung)

Ein Großteil der Frauen (110) wies einen Gesamtscore $\leq$ 15 auf und lag damit in der unteren Hälfte. Hierdurch ergibt sich eine rechtsschiefe Verteilung.

Tabelle 3.5 gibt einen Überblick über die Kenngrößen des QUID. Hierbei sind zum einen die Werte für die gesamte Stichprobe (n = 161) angegeben. Zum anderen sind die entsprechenden Werte nur für diejenigen Frauen angegeben, die im Rahmen der Befragung eine ärztlich diagnostizierte Belastungsinkontinenz (n = 39), Dranginkontinenz (n = 22) oder Mischinkontinenz (n = 31) angegeben haben. Darüber hinaus zeigt Tabelle 3.5 die entsprechenden Werte für die Gesamtheit aller Frauen mit Belastungsinkontinenz, d. h. mit entweder reiner Belastungsinkontinenz oder Mischinkontinenz (n = 39 + 31 = 70) sowie für die Gesamtheit aller Frauen mit Dranginkontinenz, d. h. mit entweder reiner Dranginkontinenz oder Mischinkontinenz (n = 22 + 31 = 53).

---

[3] Vgl. zu den vorgegebenen Cut-off Werten des QUID Abschnitt 1.8.1.2.

Tabelle 3.5 Kenngrößen des QUID

	Min	Max	Median	Mean	SD	Schiefe	Kurtosis
Item 1	0 (8,1 %)	5 (9,9 %)	3	2,7	1,4	−0,2	−0,7
Item 2	0 (24,2 %)	5 (3,1 %)	2	1,9	1,5	0,3	−1,0
Item 3	0 (28 %)	5 (10,6 %)	1	1,9	1,7	0,5	−1,0
QUID Belastungsscore	0 (4,3 %)	15 (1,2 %)	6	6,4	3,8	0,3	−0,7
Frauen nur mit SUI	1	13	8	7,5	3,1	−0,2	−0,7
Frauen nur mit UUI	0	15	4,5	5,1	4,5	0,7	−0,4
Frauen nur mit MUI	1	13	8	7,2	3,8	−0,2	−1,2
Frauen mit SUI oder MUI	1	13	8	7,4	3,4	−0,2	−0,9
Frauen mit UUI oder MUI	0	15	7	6,3	4,2	0,1	−1,1
Item 4	0 (18,6 %)	5 (6,2 %)	2	2,1	1,5	0,2	−0,8
Item 5	0 (9,3 %)	5 (6,2 %)	2	2,4	1,4	0,1	−0,8
Item 6	0 (9,3 %)	5 (8,7 %)	3	2,6	1,4	−0,1	−0,8
QUID Drangscore	0 (3,7 %)	15 (1,9 %)	7	7,0	3,8	0,1	−0,7
Frauen nur mit SUI	0	13	5	5,9	3,7	0,4	−0,8
Frauen nur mit UUI	1	15	9	8,4	3,2	−0,6	0,7
Frauen nur mit MUI	0	15	9	9,3	3,7	−0,5	−0,2
Frauen mit SUI oder MUI	0	15	7	7,4	4,1	0,03	−1,0
Frauen mit UUI oder MUI	0	15	9	8,9	3,5	−0,4	−0,01
QUID Gesamtscore	3 (0,6 %)	30 (1,2 %)	12	13,4	5,9	0,5	−0,2
Frauen nur mit SUI	4	25	13	13,5	5,3	0,3	−0,02
Frauen nur mit UUI	5	30	13	13,5	5,8	1,1	1,9

(Fortsetzung)

Tabelle 3.5 (Fortsetzung)

	Min	Max	Median	Mean	SD	Schiefe	Kurtosis
Frauen nur mit MUI	6	26	16	16,4	5,8	−0,2	−1,0
Frauen mit SUI oder MUI	4	26	14,5	14,7	5,6	0,1	−0,7
Frauen mit UUI oder MUI	5	30	15	15,2	5,9	0,3	−0,6

Der Drangscore war im Durchschnitt und im Median etwas höher als der Belastungsscore. Hinsichtlich der Subgruppen ist erkennbar, dass bei Frauen mit ärztlich diagnostizierter Belastungsinkontinenz, d. h. Frauen mit SUI oder MUI, auch der Belastungsscore erhöht war. Entsprechend verhielt es sich bei Frauen mit ärztlich diagnostizierter Dranginkontinenz, d. h. Frauen mit UUI oder MUI, und dem Drangscore. Zur Visualisierung sind die Unterschiede der Subgruppen (Frauen mit SUI, UUI, bzw. MUI) hinsichtlich Belastungs- und Drangskala in Abbildung 3.5 und Abbildung 3.6 per Box-Plot grafisch dargestellt.[4]

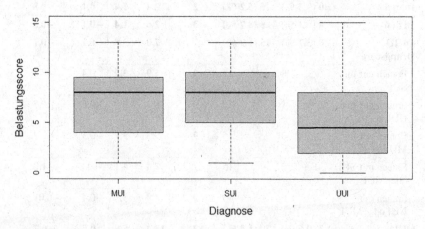

Abbildung 3.5 QUID Belastungsscore getrennt nach Diagnose im Box-Plot. (Eigene Darstellung)

---

[4] Da die Daten nicht normalverteilt sind, ist die Darstellung per Box-Plot (Median, unteres und oberes Quartil, unterer und oberer Extremwert) vorliegend besser geeignet als die Darstellung per Mittelwert-Diagramm.

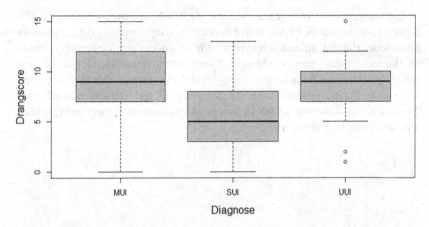

Abbildung 3.6 QUID Drangscore getrennt nach Diagnose im Box-Plot. (Eigene Darstellung)

Die Box-Plots lassen eindeutig erkennen, dass Frauen mit diagnostizierter Belastungsinkontinenz (SUI oder MUI) bzw. Dranginkontinenz (UUI oder MUI) höhere Werte in den jeweiligen Subskalen des QUID aufwiesen. Insgesamt streuten die Werte innerhalb der Subgruppen recht breit. Eine Ausnahme stellte der Drangscore bei Frauen mit diagnostizierter Dranginkontinenz dar.

In Tabelle 3.6 sind die Mittelwerte und Standardabweichungen der Belastungs- und Drangscores sowie der Gesamtscores des QUID getrennt nach ISI Schweregrad aufgeführt.

Tabelle 3.6 QUID-Scores getrennt nach ISI-Schweregrad (Mean ± SD)

	Leicht (n = 15)	Moderat (n = 81)	Schwer (n = 42)	Sehr schwer (n = 23)
QUID Belastungsscore	3,1 ± 2,4	5,9 ± 3,2	8,1 ± 3,7	7,5 ± 4,6
QUID Drangscore	4,3 ± 2,4	5,8 ± 3,3	8,1 ± 3,6	10,7 ± 2,9
QUID Gesamtscore	7,4 ± 2,9	11,7 ± 4,7	16,3 ± 5,4	18,2 ± 6,1

Mit steigendem Schweregrad stiegen auch die durchschnittlichen QUID-Scores. Eine Ausnahme bildete lediglich der Belastungsscore, der bei sehr schwer gemessener Harninkontinenz leicht rückläufig gegenüber dem Zustand bei schwerer Harninkontinenz war. Abbildung 3.7 verdeutlicht diesen Trend. Gezeigt sind die Mittelwerte des Belastungs-, Drang- und Gesamtscores (Mean Scores dargestellt als Punkt) getrennt nach ISI Schweregrad und verbunden durch eine Trendlinie. Die Zunahme der Mean Scores mit steigendem Schweregrad ist auch grafisch deutlich zu erkennen.

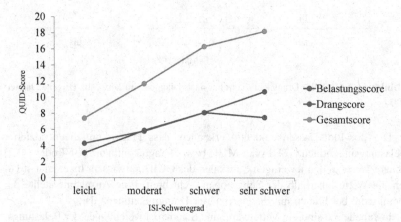

Abbildung 3.7   QUID Mittelwerte getrennt nach ISI Schweregrad. (Eigene Darstellung)

Tabelle 3.7 gibt eine Übersicht über die Kennzahlen, die zur Berechnung der Sensitivitäten und Spezifitäten für alle möglichen Cut-off Werte der Belastungsskala des QUID, d. h. jeweils für Cut-off Werte von 0 bis 15, und für die Durchführung der ROC-Analysen erforderlich sind. Hierbei wurden nur diejenigen Frauen berücksichtigt, bei denen eine ärztlich diagnostizierte Belastungs-, Drang- oder Mischinkontinenz als Referenzwert vorlag (n = 92).

Die Spalte „Anteil an Frauen mit SUI oder MUI"[5] gibt Auskunft darüber, bei wie vielen der insgesamt 70 Frauen mit ärztlich diagnostizierter Belastungsinkontinenz (SUI) der QUID das Vorliegen der Erkrankung beim jeweiligen Cut-off Wert korrekt erkannte (richtig-positive Fälle). Die Spalte „Anteil an Frauen mit UUI ohne MUI" zeigt, bei wie vielen Frauen mit reiner Dranginkontinenz (UUI),

---

[5] Frauen mit diagnostizierter Mischinkontinenz (MUI) fließen hier mit ein, da diese auch von einer Belastungsinkontinenz betroffen sind.

Tabelle 3.7 Kennzahlen zur Berechnung der Testgenauigkeit der QUID-Belastungsskala	**Anteil an Frauen mit SUI oder MUI** (n = 39 + 31 = 70)	**Anteil an Frauen mit UUI ohne MUI** (n = 22)
Belastungsscore		
≥ 0	70 von 70	22 von 22
≥ 1	70 von 70	18 von 22
≥ 2	67 von 70	17 von 22
≥ 3	62 von 70	14 von 22
≥ 4	58 von 70	12 von 22
≥ 5	52 von 70	11 von 22
≥ 6	48 von 70	8 von 22
≥ 7	45 von 70	8 von 22
≥ 8	38 von 70	6 von 22
≥ 9	32 von 70	5 von 22
≥ 10	19 von 70	4 von 22
≥ 11	12 von 70	4 von 22
≥ 12	9 von 70	2 von 22
≥ 13	4 von 70	22 von 2
≥ 14	0 von 70	1 von 22
≥ 15	0 von 70	1 von 22

d. h. ohne Belastungsinkontinenz, der QUID beim jeweiligen Cut-off Wert fälschlicherweise eine Belastungsinkontinenz diagnostizierte (falsch-positive Fälle). Die Werte für den vorgegebenen Cut-off Score ≥ 4[6] können der entsprechenden Zeile entnommen werden.

Die Anzahlen der richtig-positiven Fälle (**x** von **70**) im Verhältnis zu den falsch-negativen Fällen[7] (**70–x** von **70**) für die verschiedenen Cut-off Werte der Belastungsskala sind in Abbildung 3.8 dargestellt.

---

[6] Vgl. hierzu Abschnitt 1.8.1.2.

[7] Diese Daten werden in Abschnitt 3.3.4 zur Berechnung der Sensitivität der Belastungsskala des QUID benötigt.

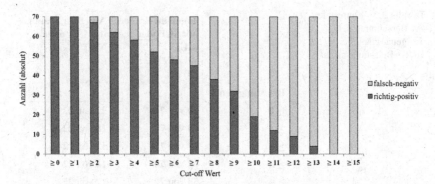

Abbildung 3.8 Verhältnis (absolut) richtig-positiv zu falsch-negativ in der Belastungsskala. (Eigene Darstellung)

Die Anzahlen der falsch-positiven Fälle (**x** von **22**) im Verhältnis zu den
richtig-negativen Fällen[8] (**22–x** von **22**) für die verschiedenen Cut-off Werte der
Belastungsskala sind in Abbildung 3.9 dargestellt.

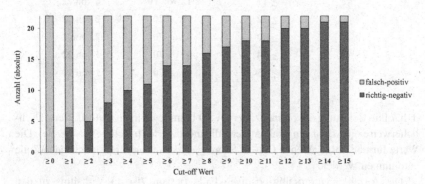

Abbildung 3.9 Verhältnis (absolut) richtig-negativ zu falsch-positiv in der Belastungsskala. (Eigene Darstellung)

---

[8] Diese Daten werden in Abschnitt 3.3.4 zur Berechnung der Spezifität der Belastungsskala
des QUID benötigt.

Tabelle 3.8 gibt eine Übersicht über die entsprechenden Kennzahlen, die zur Analyse der diagnostischen Genauigkeit der Drangskala erforderlich sind.

Tabelle 3.8 Kennzahlen zur Berechnung der Testgenauigkeit der QUID-Drangskala	**Anteil an Frauen mit UUI oder MUI** (n = 22 + 31 = 53)	**Anteil an Frauen mit SUI ohne MUI** (n = 39)
Belastungsscore		
≥ 0	53 von 53	39 von 39
≥ 1	52 von 53	37 von 39
≥ 2	51 von 53	35 von 39
≥ 3	50 von 53	31 von 39
≥ 4	49 von 53	27 von 39
≥ 5	47 von 53	23 von 39
≥ 6	44 von 53	17 von 39
≥ 7	41 von 53	16 von 39
≥ 8	37 von 53	13 von 39
≥ 9	33 von 53	9 von 39
≥ 10	23 von 53	8 von 39
≥ 11	16 von 53	6 von 39
≥ 12	13 von 53	5 von 39
≥ 13	7 von 53	2 von 39
≥ 14	7 von 53	0 von 39
≥ 15	2 von 53	0 von 39

Die Spalte „Anteil an Frauen mit UUI oder MUI"[9] gibt Auskunft darüber, bei wie vielen der insgesamt 53 Frauen mit ärztlich diagnostizierter Dranginkontinenz (UUI) der QUID das Vorliegen der Erkrankung beim jeweiligen Cut-off Wert korrekt erkannte (richtig-positive Fälle). Die Spalte „Anteil an Frauen mit SUI ohne MUI" zeigt, bei wie vielen Frauen mit reiner Belastungsinkontinenz (SUI), d. h. ohne Dranginkontinenz, der QUID beim jeweiligen Cut-off Wert fälschlicherweise eine Dranginkontinenz diagnostizierte (falsch-positive Fälle).

---

[9] Frauen mit diagnostizierter Mischinkontinenz (MUI) fließen hier mit ein, da diese auch von einer Dranginkontinenz betroffen sind.

Die Werte für den vorgegebenen Cut-off Score $\geq 6^{10}$ können der entsprechenden Zeile entnommen werden.

Die Anzahlen der richtig-positiven Fälle (**x** von **53**) im Verhältnis zu den falsch-negativen Fällen[11] (**53–x** von **53**) für die verschiedenen Cut-off Werte der Drangskala sind in Abbildung 3.10 dargestellt.

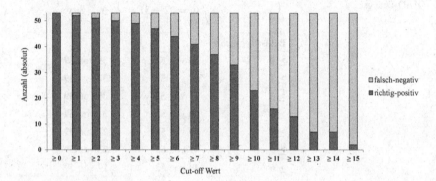

Abbildung 3.10 Verhältnis (absolut) richtig-positiv zu falsch-negativ in der Drangskala. (Eigene Darstellung)

Die Anzahlen der falsch-positiven Fälle (**x** von **39**) im Verhältnis zu den richtig-negativen Fällen[12] (**39–x** von **39**) für die verschiedenen Cut-off Werte der Drangskala sind in Abbildung 3.11 dargestellt.

---

[10] Vgl. hierzu Abschnitt 1.8.1.2.

[11] Diese Daten werden in Abschnitt 3.3.4 zur Berechnung der Sensitivität der Drangskala des QUID benötigt.

[12] Diese Daten werden in Abschnitt 3.3.4 zur Berechnung der Spezifität der Drangskala des QUID benötigt.

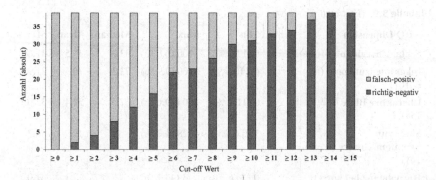

Abbildung 3.11 Verhältnis (absolut) richtig-negativ zu falsch-positiv in der Drangskala. (Eigene Darstellung)

3.1.2.3   Kenngrößen des KHQ

In Tabelle 3.9 sind die Kenngrößen zu den KHQ-Scores übersichtsartig dargestellt.

Tabelle 3.9 Kenngrößen des KHQ

KHQ Dimension	Items	Min	Max	Median	Mean	SD
Allg. Gesundheitszustand (n = 161)	1	0 (11,2 %)	100 (5 %)	50	42,2	25,5
Inkontinenzbelastung (n = 161)	1	0 (3,1 %)	100 (46 %)	66,6	71,9	30,0
Einschränkungen im Alltag (n = 161)	2	0 (7,5 %)	100 (24,2 %)	66,6	60,9	31,1
Körperliche Einschränkungen (n = 161)	2	0 (9,3 %)	100 (15,5 %)	50	51,6	31,1
Soziale Einschränkungen (n = 161)	3	0 (39,1 %)	100 (3,7 %)	22,2	30,2	31,8
Persönliche Beziehungen (n = 109)	2	0 (25,7 %)	100 (0,9 %)	33,3	36,4	28,2
Gefühlszustand (n = 161)	3	0 (17,4 %)	100 (9,9 %)	44,4	44,4	33,1

(Fortsetzung)

Tabelle 3.9   (Fortsetzung)

KHQ Dimension	Items	Min	Max	Median	Mean	SD
Schlaf/Energie (n = 161)	2	0 (17,4 %)	100 (6,8 %)	33,3	39,5	31,6
Inkontinenzumgang (n = 161)	5	6,7 (0,6 %)	100 (9,9 %)	73,3	70,5	21,9
Überaktive Blase (n = 158)	4	0 (11,4 %)	100 (19,6 %)	62,5	58,4	32,0
Skala zur Symptomschwere (n = 161)	10	1 (0,6 %)	28 (1,2 %)	12	12,9	6,2
Harnabgang bei körp. Aktiv. (n = 161)	1	0 (10,6 %)	3 (44,1 %)	2	2,1	1,0

Der Stichprobenumfang ist in Klammern hinter der jeweiligen Bezeichnung der Dimension bzw. Einzelfrage des KHQ vermerkt. Die Items zur Messung der Dimensionen „Persönliche Beziehungen" und „Überaktive Blase" sowie die Einzelfragen zur Symptombelastung waren nicht für alle Frauen zutreffend,[13] weshalb diesbezüglich nicht alle 161 Frauen in die Untersuchung eingingen.

Mithilfe des letzten Items des KHQ konnten die Patientinnen über ein Freitextfeld ggf. weitere Blasenprobleme angeben und die damit zusammenhängende Belastung bewerten. Dieses Item wurde hier nicht berücksichtigt, da die freitextbedingte Messindividualität eine statistische Durchschnittsbetrachtung unmöglich macht.

In Tabelle 3.10 sind die Mittelwerte und Standardabweichungen der KHQ-Scores getrennt nach ISI Schweregrad aufgeführt. Da die Dimensionen bzw. Einzelfragen, wie bereits beschrieben, nicht für alle Frauen einschlägig waren, wiesen die Subgruppen zwischen den betrachteten Dimensionen bzw. Einzelfragen keinen konstanten Stichprobenumfang auf. Der jeweilige Stichprobenumfang ist daher unter Mittelwert und Standardabweichung in Klammern angegeben.

---

[13] Zur Messung der Dimension „Persönliche Beziehungen" wurde zum Beispiel abgefragt, ob das Blasenproblem die Beziehung zum Partner beeinträchtigt. Für Frauen, die sich zum Zeitpunkt der Befragung in keiner Partnerschaft befanden, war dieses Item nicht einschlägig.

Tabelle 3.10 KHQ-Scores getrennt nach ISI-Schweregrad (Mean ± SD)

KHQ Dimension	Leicht	Moderat	Schwer	Sehr schwer
Allgemeiner Gesundheitszustand	40,0 ± 20,7 (n = 15)	38,2 ± 27,4 (n = 81)	44,0 ± 22,7 (n = 42)	54,3 ± 23,4 (n = 23)
Inkontinenzbelastung	37,7 ± 27,8 (n = 15)	65,8 ± 27,9 (n = 81)	83,3 ± 25,8 (n = 42)	94,2 ± 16,4 (n = 23)
Einschränkungen im Alltag	26,6 ± 25,0 (n = 15)	54,1 ± 26,7 (n = 81)	69,8 ± 30,2 (n = 42)	91,3 ± 16,6 (n = 23)
Körperliche Einschränkungen	23,3 ± 19,7 (n = 15)	45,2 ± 29,4 (n = 81)	56,3 ± 29,2 (n = 42)	84,0 ± 27,7 (n = 23)
Soziale Einschränkungen	5,9 ± 11,8 (n = 15)	23,1 ± 28,4 (n = 81)	34,6 ± 28,9 (n = 42)	62,8 ± 32,4 (n = 23)
Persönliche Beziehungen	15,1 ± 18,9 (n = 11)	30,1 ± 26,8 (n = 57)	47,0 ± 26,8 (n = 28)	58,9 ± 22,2 (n = 13)
Gefühlszustand	24,4 ± 33,1 (n = 15)	38,5 ± 30,7 (n = 81)	49,7 ± 29,7 (n = 42)	68,6 ± 33,6 (n = 23)
Schlaf/Energie	35,5 ± 25,9 (n = 15)	32,5 ± 29,4 (n = 81)	41,6 ± 32,1 (n = 42)	63,0 ± 31,0 (n = 23)
Inkontinenzumgang	56,0 ± 25,7 (n = 15)	66,7 ± 22,1 (n = 81)	76,2 ± 17,6 (n = 42)	83,2 ± 17,2 (n = 23)
Überaktive Blase	46,4 ± 34,6 (n = 15)	51,3 ± 30,0 (n = 78)	59,7 ± 32,5 (n = 42)	87,5 ± 17,7 (n = 23)
Skala zur Symptomschwere	9,5 ± 6,0 (n = 15)	11,6 ± 5,7 (n = 81)	14,0 ± 6,1 (n = 42)	17,9 ± 5,0 (n = 23)
Harnabgang bei körperlicher Aktivität	1,4 ± 1,1 (n = 15)	2,0 ± 1,0 (n = 81)	2,3 ± 0,9 (n = 42)	2,2 ± 1,1 (n = 23)

In Tabelle 3.10 ist zu erkennen, dass mit zunehmendem Schweregrad tendenziell auch die Mittelwerte der Scores in den Dimensionen des KHQ stiegen. Dieser Trend wird in Abbildung 3.12 grafisch verdeutlicht.

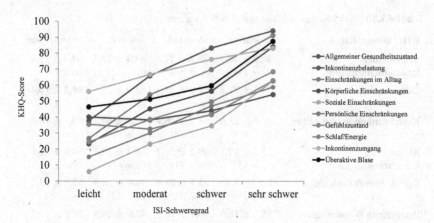

Abbildung 3.12 KHQ Mittelwerte getrennt nach ISI Schweregrad. (Eigene Darstellung entsprechend zu finden in Brandt et al. (2022))

Die Punkte stellen die Mean Scores der Dimensionen des KHQ innerhalb der Subgruppen mit leichter, moderater, schwerer und sehr schwerer Inkontinenz dar. Zur besseren Veranschaulichung sind die Punkte durch eine Trendlinie verbunden. Lediglich in den Dimensionen „Allgemeiner Gesundheitszustand" und „Schlaf/Energie" waren die Scores zwischen den ersten beiden Schweregraden leicht rückläufig. Im Übrigen stiegen die Scores von Schweregrad zu Schweregrad an.

In Tabelle 3.11 sind die Mittelwerte und Standardabweichungen der KHQ-Scores getrennt nach Inkontinenzform aufgeführt.

Tabelle 3.11 KHQ-Scores getrennt nach Inkontinenzform (Mean ± SD)

KHQ Dimension	Frauen nur mit SUI	Frauen nur mit UUI	Frauen nur mit MUI	Frauen mit SUI o. MUI	Frauen mit UUI o. MUI
Allgemeiner Gesundheitszustand	34,6 ± 27,3 (n = 39)	47,7 ± 24,3 (n = 22)	46,0 ± 25,9 (n = 31)	39,6 ± 27,1 (n = 70)	46,7 ± 25,0 (n = 53)
Inkontinenzbelastung	71,8 ± 31,3 (n = 39)	83,3 ± 22,4 (n = 22)	88,2 ± 25,2 (n = 31)	79,0 ± 29,6 (n = 70)	86,1 ± 24,0 (n = 53)
Einschränkungen im Alltag	54,2 ± 30,8 (n = 39)	75,0 ± 26,6 (n = 22)	77,9 ± 26,3 (n = 31)	64,7 ± 31,0 (n = 70)	76,7 ± 26,2 (n = 53)
Körperliche Einschränkungen	48,7 ± 26,9 (n = 39)	58,3 ± 35,6 (n = 22)	72,0 ± 28,7 (n = 31)	59,0 ± 29,9 (n = 70)	66,3 ± 32,1 (n = 53)
Soziale Einschränkungen	28,2 ± 31,5 (n = 39)	32,5 ± 33,6 (n = 22)	46,7 ± 32,2 (n = 31)	36,4 ± 33,0 (n = 70)	40,8 ± 33,2 (n = 53)
Persönliche Beziehungen	35,1 ± 25,4 (n = 28)	51,3 ± 25,0 (n = 13)	41,6 ± 32,4 (n = 22)	38,0 ± 28,6 (n = 50)	45,2 ± 29,9 (n = 35)
Gefühlszustand	44,4 ± 34,4 (n = 39)	60,1 ± 31,7 (n = 22)	60,5 ± 31,3 (n = 31)	51,6 ± 33,8 (n = 70)	60,3 ± 31,1 (n = 53)
Schlaf/Energie	30,7 ± 29,5 (n = 39)	56,0 ± 33,6 (n = 22)	57,5 ± 33,9 (n = 31)	42,6 ± 34,0 (n = 70)	56,9 ± 33,4 (n = 53)
Inkontinenzumgang	69,7 ± 23,3 (n = 39)	72,7 ± 18,4 (n = 22)	78,7 ± 18,8 (n = 31)	73,7 ± 21,8 (n = 70)	76,2 ± 18,7 (n = 53)
Überaktive Blase	42,8 ± 29,8 (n = 38)	80,7 ± 24,6 (n = 22)	79,8 ± 23,5 (n = 31)	59,4 ± 32,7 (n = 69)	80,2 ± 23,7 (n = 53)
Skala zur Symptomschwere	11,6 ± 6,1 (n = 39)	15,1 ± 5,5 (n = 22)	15,3 ± 5,6 (n = 31)	13,2 ± 6,1 (n = 70)	15,2 ± 5,5 (n = 53)
Harnabgang bei körperlicher Aktivität	2,3 ± 0,8 (n = 39)	1,5 ± 1,2 (n = 22)	2,1 ± 1,0 (n = 31)	2,2 ± 0,9 (n = 70)	1,8 ± 1,1 (n = 53)

Auch hier ist der jeweilige Stichprobenumfang unter Mittelwert und Standardabweichung in Klammern angegeben, da die Dimensionen nicht für alle Frauen einschlägig waren und die Subgruppen zwischen den betrachteten Dimensionen keinen konstanten Stichprobenumfang aufwiesen.

3.2   Prüfung auf Normalverteilung

Vor Durchführung der inferenzstatistischen Analysen war eine Prüfung auf Normalverteilung der zugrundeliegenden Daten erforderlich.[14] Für den QUID erfolgte dies zunächst grafisch anhand der nachfolgenden Histogramme mit eingezeichneten Normalverteilungskurven (Abbildung 3.13 zum Belastungsscore, Abbildung 3.14 zum Drangscore und Abbildung 3.15 zum Gesamtscore).

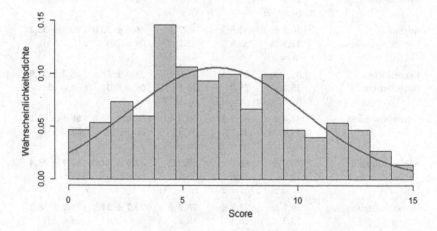

Abbildung 3.13 Histogramm QUID Belastungsscore mit Normalverteilungskurve. (Eigene Darstellung)

---

[14] Vgl. Abschnitt 2.5.2.3.

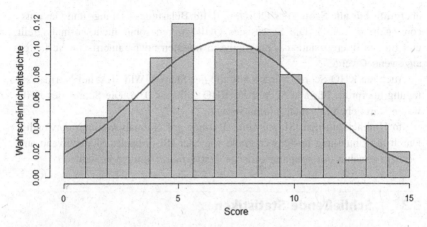

Abbildung 3.14 Histogramm QUID Drangscore mit Normalverteilungskurve. (Eigene Darstellung)

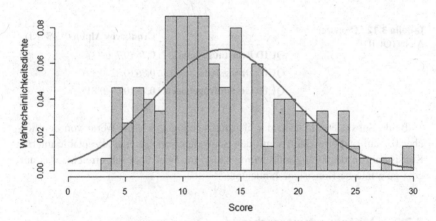

Abbildung 3.15 Histogramm QUID Gesamtscore mit Normalverteilungskurve. (Eigene Darstellung)

Die Normalverteilungskurve ist jeweils rot eingezeichnet. Die Grafiken lassen erkennen, dass die Scorewerte nicht mit der Normalverteilungskurve übereinstimmten. Da die Abweichungen teilweise jedoch eher gering waren, wurde die Normalverteilung darüber hinaus rechnerisch mithilfe des Shapiro-Wilk-Test überprüft. Für alle Scores des QUID, d. h. für Belastungs-, Drang- und Gesamts-core, galt: p < 0,05. Die Scores des QUID waren somit nicht normalverteilt und für die inferenzstatistischen Analysen mussten nonparametrische Verfahren angewendet werden.

Auch die KHQ-Scores wurden mithilfe des Shapiro-Wilk-Test auf Normalverteilung überprüft. Für alle Scores des KHQ galt: p < 0,05. Die Scores des KHQ waren somit ebenfalls nicht normalverteilt.

Im Hinblick auf den ISI war keine Prüfung auf Normalverteilung notwendig. Durch die Einteilung in Schweregrade wies der ISI ordinales Skalenniveau auf, weshalb ohnehin nur nonparametrische Testverfahren infrage kamen.

3.3   Schließende Statistiken

3.3.1   Cronbachs Alpha

Tabelle 3.12 gibt eine Übersicht über die Cronbachs Alpha Werte des QUID.

Tabelle 3.12 Cronbachs Alpha (QUID)

	Cronbachs Alpha (95 % KI)
QUID Belastungsskala	**0,76** (0,7–0,83)
QUID Drangskala	**0,86** (0,82–0,89)
QUID Gesamtfragebogen	**0,75** (0,69–0,81)

Beide Subskalen als auch der Gesamtfragebogen wiesen Werte von deutlich über 0,7 auf und erreichten somit den Schwellenwert für eine akzeptable interne Konsistenz. In der Drangskala wurde sogar ein Wert über 0,8 erreicht, was auf eine gute interne Konsistenz hindeutete.[15]

3.3.2   Mittelwertunterschiede

Tabelle 3.13 zeigt die Ergebnisse für den Kruskal-Wallis-Test auf Unterschiede zwischen den ISI-Schweregrad-Gruppen. Da n = 4 Gruppen vorlagen (leichte HI, moderate HI, schwere HI, sehr schwere HI) betrug die Anzahl der Freiheitsgrade df = 3.[16]

---

[15] Vgl. hierzu Abschnitt 2.5.2.2.

[16] Anzahl Freiheitsgrade = n − 1.

Tabelle 3.13
Kruskal-Wallis-Test auf
Unterschied zwischen
Schweregraden

Populationskenngrößen	Chi²	P-Wert
Alter	13,33	< 0,01
Größe	3,51	0,320
Gewicht	9,92	0,019
BMI	7,50	0,058
KHQ Dimensionen		
Allgemeiner Gesundheitszustand	7,85	0,049
Inkontinenzbelastung	41,57	< 0,01
Einschränkungen im Alltag	48,37	< 0,01
Körperliche Einschränkungen	38,34	< 0,01
Soziale Einschränkungen	34,04	< 0,01
Persönliche Beziehungen	22,32	< 0,01
Gefühlszustand	21,14	< 0,01
Schlaf/Energie	16,13	< 0,01
Inkontinenzumgang	17,95	< 0,01
Überaktive Blase	26,66	< 0,01
Skala zur Symptomschwere	23,77	< 0,01
Harnabgang bei körperlicher Aktivität	9,887	0,020
QUID		
Belastungsscore	22,69	< 0,01
Drangscore	41,15	< 0,01
Gesamtscore	49,77	< 0,01

Bei signifikantem Ergebnis des Kruskal-Wallis-Test, d. h. bei $p \leq 0,05$, wurden Post-hoc Analysen zwischen allen möglichen Gruppenpaaren durchgeführt.[17] Tabelle 3.14 gibt eine Übersicht über die entsprechenden Ergebnisse (p-Werte).

---

[17] Vgl. hierzu Abschnitt 2.5.2.3.

Tabelle 3.14 Post-hoc Analyse der Unterschiede zwischen den Schweregrad-Subgruppen

	Leicht vs. moderat	Leicht vs. schwer	Leicht vs. Sehr schwer	Moderat vs. schwer	Moderat vs. sehr schwer	Schwer vs. sehr schwer
Populationskenngrößen						
Alter	0,622	0,622	0,353	0,622	0,013	< 0,01
Gewicht	0,868	0,068	0,494	0,040	0,674	0,868
KHQ Dimensionen						
Allgemeiner Gesundheitszustand	0,808	0,724	0,227	0,530	0,067	0,490
Inkontinenzbelastung	< 0,01	< 0,01	< 0,01	< 0,01	< 0,01	0,072
Einschränkungen im Alltag	< 0,01	< 0,01	< 0,01	< 0,01	< 0,01	< 0,01
Körperliche Einschränkungen	0,013	< 0,01	< 0,01	0,047	< 0,01	< 0,01
Soziale Einschränkungen	0,040	< 0,01	< 0,01	0,040	< 0,01	< 0,01
Persönliche Beziehungen	0,184	< 0,01	< 0,01	0,016	< 0,01	0,198
Gefühlszustand	0,094	0,025	< 0,01	0,094	< 0,01	0,043
Schlaf/Energie	1,000	1,000	0,041	0,381	< 0,01	0,044
Inkontinenzumgang	0,199	0,028	< 0,01	0,076	< 0,01	0,199
Überaktive Blase	0,617	0,462	< 0,01	0,462	< 0,01	< 0,01
Skala zur Symptomschwere	0,247	0,108	< 0,01	0,108	< 0,01	0,027
Harnabgang bei körperlicher Aktivität	0,121	0,014	0,121	0,378	0,957	0,957
QUID						
Belastungsscore	0,013	< 0,01	0,013	< 0,01	0,270	0,554
Drangscore	0,081	< 0,01	< 0,01	< 0,01	< 0,01	0,018
Gesamtscore	< 0,01	< 0,01	< 0,01	< 0,01	< 0,01	0,300

Bei Betrachtung der Populationskenngrößen getrennt nach Inkontinenzform wurden keine signifikanten Unterschiede zwischen den Gruppen festgestellt. Eine Berechnung per Kruskal-Wallis-Test ergibt jeweils p > 0,05. Weiterhin wurden Zweigruppenvergleiche durchgeführt (Frauen mit Belastungsinkontinenz vs. Frauen ohne Belastungsinkontinenz sowie Frauen mit Dranginkontinenz vs. Frauen ohne Dranginkontinenz).[18] Die Ergebnisse (p-Werte und ggf. Cohens d) finden sich in Tabelle 3.15.

Tabelle 3.15 Unterschiedsanalyse Inkontinenzform-Subgruppen (p-Wert und Cohens d)

	Frauen mit vs. ohne SUI	Frauen mit vs. ohne UUI
ISI-Score	0,450	> 0,05
KHQ Dimensionen		
Allgemeiner Gesundheitszustand	0,213	0,037 (d = 0,465)
Inkontinenzbelastung	0,816	0,023 (d = 0,523)
Einschränkungen im Alltag	0,184	< 0,01 (d = 0,797)
Körperliche Einschränkungen	0,974	< 0,01 (d = 0,586)
Soziale Einschränkungen	0,668	0,071
Persönliche Beziehungen	0,125	0,134
Gefühlszustand	0,331	0,030 (d = 0,489)
Schlaf/Energie	0,083	< 0,01 (d = 0,824)
Inkontinenzumgang	0,629	0,227
Überaktive Blase	< 0,01 (d = 0,688)	< 0,01 (d = 1,416)
Skala zur Symptomschwere	0,176	< 0,01 (d = 0,625)
Harnabgang bei körperlicher Aktivität	< 0,01 (d = 0,716)	0,049 (d = 0,508)
QUID		
Belastungsscore	0,014 (d = 0,607)	0,099
Drangscore	0,249	< 0,01 (d = 0,838)
Gesamtscore	0,244	0,211

---

[18] Vgl. Abschnitt 2.5.2.2.

Es fällt auf, dass die Teilnehmerinnen mit Dranginkontinenz in fast allen KHQ-Dimensionen signifikant höhere Werte aufweisen, d. h. stärker belastet sind (p < 0,05). Erwartungsgemäß ist dieser Effekt beim Wert zur überaktiven Blase besonders stark (Cohens d = 1,416), während der KHQ-Score zum Harnabgang bei körperlicher Aktivität, ein klassisches Symptom einer Belastungsinkontinenz, eine Ausnahme darstellt und erwartungsgemäß bei Frauen mit Belastungsinkontinenz signifikant höher ist (mittlerer Effekt). Die QUID-Scores sind bei der zugehörigen Inkontinenzform jeweils signifikant höher, mit einem mittleren Effekt im Hinblick auf den Belastungsscore und einem starken Effekt im Hinblick auf den Drangscore.

3.3.3 Spearman Korrelationen

Aus Tabelle 3.16 können die berechneten Korrelationen zwischen den einzelnen Items und den Subskalen des QUID, ggf. unter Auslassung des jeweiligen Items, entnommen werden.

Tabelle 3.16
Item-Subskalen-Korrelation
des QUID

QUID Items	Belastungsskala	Drangskala
Item 1	0,57**	0,04
Item 2	0,63**	0,36**
Item 3	0,55**	0,11
Item 4	0,21**	0,7**
Item 5	0,15	0,75**
Item 6	0,13	0,74**

Dargestellt sind die berechneten Spearman'schen Rangkorrelationskoeffizienten. Für Werte, die mit „**" markiert sind galt p < 0,01. Werte ohne Markierung waren nicht signifikant (p > 0,05). Alle Items korrelierten stark mit ihrer zugehörigen Subskala (jeweils unter Auslassung des geprüften Items aus der Subskala).

Tabelle 3.17 gibt Aufschluss über die Korrelationen zwischen den Fragebögen.

Tabelle 3.17 Spearman Korrelation zwischen ISI/QUID und KHQ

KHQ Dimension	ISI Schweregrad	QUID SUI-Skala	QUID UUI-Skala	QUID Gesamt
Allg. Gesundheitszustand (n = 161)	0,2*	0,02	0,26**	0,19*
Inkontinenzbelastung (n = 161)	> 0,5**	0,38**	0,54**	0,61**
Einschränkungen im Alltag (n = 161)	0,54**	0,38**	0,57**	0,61**
Körperliche Einschränkungen (n = 161)	0,46**	0,4**	> 0,5**	0,59**
Soziale Einschränkungen (n = 161)	0,44**	0,24**	0,47**	0,45**
Persönliche Beziehungen (n = 109)	0,45**	0,27**	0,31**	0,4**
Gefühlszustand (n = 161)	0,35**	0,27**	0,4**	0,45**
Schlaf/Energie (n = 161)	0,26**	0,09	0,53**	0,41**
Inkontinenzumgang (n = 161)	0,33**	0,41**	0,45**	0,55**
Überaktive Blase (n = 158)	0,35**	0,02	0,6**	0,38**
Skala zur Symptomschwere (n = 161)	0,36**	> 0,3**	0,54**	0,54**
Harnabgang bei körp. Aktivität (n = 161)	0,20**	0,65**	0,02	0,43**

Dargestellt sind die berechneten Spearman'schen Rangkorrelationskoeffizienten. Für Werte, die mit „**" markiert sind galt $p < 0,01$, für Werte die mit „*" markiert sind galt $p < 0,05$. Werte ohne Markierung waren nicht signifikant ($p > 0,05$). Da der Stichprobenumfang zwischen den Dimensionen bzw. Einzelfragen des KHQ variierte,[19] ist der Stichprobenumfang hinter der jeweiligen Dimension bzw. Einzelfrage mitaufgeführt. Tabelle 3.18 gibt eine Übersicht der sich daraus ergebenden Korrelationsstärken nach Cohen.[20]

---

[19] Vgl. hierz Abschnitt 3.1.2.3.
[20] Vgl. Cohen (1988) sowie Abschnitt 2.5.2.2.

Tabelle 3.18   Korrelationsstärke nach Cohen zwischen ISI/QUID und KHQ

KHQ Dimension	ISI Schweregrad	QUID SUI-Skala	QUID UUI-Skala	QUID Gesamt
Allg. Gesundheitszustand (n = 161)	schwach	–	schwach	schwach
Inkontinenzbelastung (n = 161)	stark	mittel	stark	stark
Einschränkungen im Alltag (n = 161)	stark	mittel	stark	stark
Körperliche Einschränkungen (n = 161)	mittel	mittel	stark	stark
Soziale Einschränkungen (n = 161)	mittel	schwach	mittel	mittel
Persönliche Beziehungen (n = 109)	mittel	schwach	mittel	mittel
Gefühlszustand (n = 161)	mittel	schwach	mittel	mittel
Schlaf/Energie (n = 161)	schwach	–	stark	mittel
Inkontinenzumgang (n = 161)	mittel	mittel	mittel	stark
Überaktive Blase (n = 158)	mittel	–	stark	mittel
Skala zur Symptomschwere (n = 161)	mittel	mittel	stark	stark
Harnabgang bei körp. Aktivität (n = 161)	schwach	stark	–	mittel

Weiterhin wurden die Spearman Korrelationen zwischen QUID und ISI berechnet. Ein Wert von $r_s = 0,33$ für den Spearman'schen Rangkorrelations-koeffizienten deutete auf eine mittlere Korrelation zwischen dem ISI und der Belastungsskala des QUID hin. Die Drangskala und der Gesamt-QUID korrelierten hingegen stark mit dem ISI: $r_s > 0,5$ betreffend die Drangskala und $r_s = 0,55$ betreffend den Gesamt-QUID. Für alle r_s galt: $p < 0,01$. Zwischen den Subskalen des QUID lag lediglich eine schwache Korrelation vor: $r_s = 0,18$ ($p = 0,02$).

3.3.4   Sensitivität, Spezifität, Konkordanz und Gesamttrefferquote

Die Fälle <u>mit</u> ärztlich diagnostizierter Belastungs- bzw. Dranginkontinenz ließen sich in solche Fälle unterteilen, die vom QUID korrekt erkannt wurden (richtig-positiv) und solche, die vom QUID nicht korrekt erkannt wurden (falsch-negativ).[21] Abbildung 3.16 und Abbildung 3.17 zeigen, jeweils für die

---

[21] Vgl. Abschnitt 2.5.2.2.

Belastungs- und die Drangskala des QUID, die relativen Anteile der richtigpositiven Fälle im Verhältnis zu den falsch-negativen Fällen (in %). Hieraus ergaben sich in der Folge die Sensitivitäten für die Belastungs- und die Drangskala.

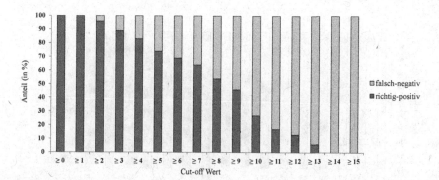

Abbildung 3.16 Verhältnis (relativ) richtig-positiv zu falsch-negativ in der Belastungsskala. (Eigene Darstellung)

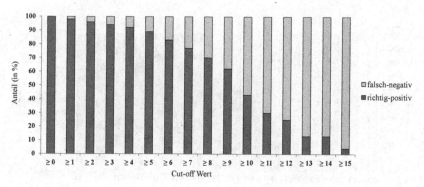

Abbildung 3.17 Verhältnis (relativ) richtig-positiv zu falsch-negativ in der Drangskala. (Eigene Darstellung)

Die Fälle ohne ärztlich diagnostizierter Belastungs- bzw. Dranginkontinenz ließen sich in solche Fälle unterteilen, die vom QUID korrekt erkannt wurden (richtig-negativ) und solche, die vom QUID nicht korrekt erkannt wurden (falsch-positiv).[22] Abbildung 3.18 und Abbildung 3.19 zeigen, jeweils für die Belastungs- und die Drangskala des QUID, die relativen Anteile der richtig-negativen Fälle im Verhältnis zu den falsch-positiven Fällen (in %). Hieraus ergaben sich in der Folge die Spezifitäten für die Belastungs- und die Drangskala.

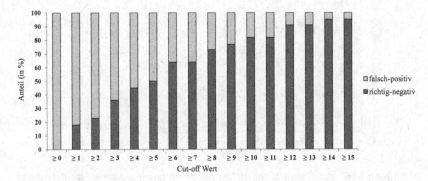

Abbildung 3.18 Verhältnis (relativ) richtig-negativ zu falsch-positiv in der Belastungsskala. (Eigene Darstellung)

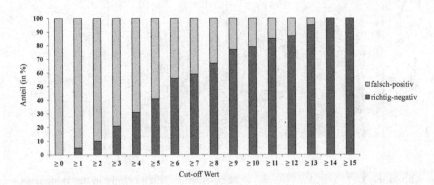

Abbildung 3.19 Verhältnis (relativ) richtig-negativ zu falsch-positiv in der Drangskala. (Eigene Darstellung)

---

[22] Vgl. Abschnitt 2.5.2.2.

Aus den Relationen entsprechend der Abbildungen 3.16 bis 3.19 ergaben sich die in Tabelle 3.19 dargestellten Sensitivitäten (SE) und Spezifitäten (SP) für die Belastungs- und Drangskala des QUID. Die 95%-Konfidenzintervalle sind hinter den jeweiligen Werten in Klammern dargestellt.

Tabelle 3.19 Sensitivitäten und Spezifitäten des QUID für alle Cut-off Werte

Cut-off Wert	Sensitivität (Belastungsskala)	Sensitivität (Drangskala)	Spezifität (Belastungsskala)	Spezifität (Drangskala)
≥ 0	1,0 (0,94–1,0)	1,0 (0,92–1,0)	0,0 (0,0–0,18)	0,0 (0,0–0,11)
≥ 1	1,0 (0,94–1,0)	0,98 (0,89–1,0)	0,18 (0,06–0,41)	0,05 (0,01–0,19)
≥ 2	0,96 (0,87–0,99)	0,96 (0,86–0,99)	0,23 (0,09–0,46)	0,1 (0,03–0,25)
≥ 3	0,89 (0,78–0,95)	0,94 (0,83–0,99)	0,36 (0,18–0,59)	0,21 (0,1–0,37)
≥ 4	0,83 (0,72–0,9)	0,92 (0,81–0,98)	0,45 (0,25–0,67)	0,31 (0,18–0,48)
≥ 5	0,74 (0,62–0,84)	0,89 (0,76–0,95)	0,5 (0,29–0,71)	0,41 (0,26–0,58)
≥ 6	0,69 (0,56–0,79)	0,83 (0,7–0,91)	0,64 (0,41–0,82)	0,56 (0,4–0,72)
≥ 7	0,64 (0,52–0,75)	0,77 (0,63–0,87)	0,64 (0,41–0,82)	0,59 (0,42–0,74)
≥ 8	0,54 (0,42–0,66)	0,7 (0,55–0,81)	0,73 (0,5–0,88)	0,67 (0,5–0,8)
≥ 9	0,46 (0,34–0,58)	0,62 (0,48–0,75)	0,77 (0,54–0,91)	0,77 (0,6–0,88)
≥ 10	0,27 (0,18–0,39)	0,43 (0,3–0,58)	0,82 (0,59–0,94)	0,79 (0,63–0,9)
≥ 11	0,17 (0,1–0,28)	0,3 (0,19–0,45)	0,82 (0,59–0,94)	0,85 (0,69–0,94)
≥ 12	0,13 (0,06–0,24)	0,25 (0,14–0,39)	0,91 (0,69–0,98)	0,87 (0,72–0,95)
≥ 13	0,06 (0,02–0,15)	0,13 (0,06–0,26)	0,91 (0,69–0,98)	0,95 (0,81–0,99)
≥ 14	0,0 (0,0–0,06)	0,13 (0,06–0,26)	0,95 (0,75–0,99)	1,0 (0,89–1,0)
≥ 15	0,0 (0,0–0,06)	0,04 (0,01–0,14)	0,95 (0,75–0,99)	1,0 (0,89–1,0)

Die Vorhersagewerte lagen, bei gegebenen Cut-off Werten, in der Belastungsskala bei PPV = 0,83 (95%-KI: 0,72–0,90) und NPV = 0,45 (95%-KI: 0,25–0,67). In der Drangskala lagen die Vorhersagewerte bei PPV = 0,72 (95%-KI: 0,59–0,82) und NPV = 0,71 (95%-KI: 0,52–0,85). $GT_{Belastung}$ betrug 74 %, GT_{Drang} lag bei 72 % und GT_{QUID} ergab 73 %.

Aus den Sensitivitäten und Spezifitäten in Tabelle 3.19 ergaben sich für die Belastungs- und die Drangskala folgende ROC-Kurven (Abbildung 3.20).

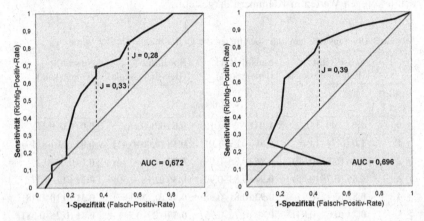

Abbildung 3.20 ROC-Kurven – links zur Belastungsskala und rechts zur Drangskala. (Eigene Darstellung entsprechend zu finden in Brandt et al. (2021))

Die ROC-Kurven sind in schwarz dargestellt. Die Fläche unter den Kurven (AUC) zeigt, dass beide Subskalen eine hinreichende Testgenauigkeit aufweisen.[23] Die schwarzen Punkte auf den ROC-Kurven repräsentieren jeweils die Kombination aus Sensitivität und 1 – Spezifität für die vorgegebenen Cut-off Werte (≥ 4 für die Belastungsskala und ≥ 6 für die Drangskala). Die Diagonale repräsentiert Testentscheidungen, die auf reinem Zufall basieren. Der jeweilige Youden-Index (J) ist ebenfalls angegeben. Bezüglich der Drangskala erreichte dieser für den vorgegebenen Cut-off Wert das Maximum. Weil der vorgegebene Cut-off Wert für die Belastungsskala nicht zu einem Maximum von Youdens J führte, sondern nur den zweithöchsten Wert erreichte, zeigt der zweite Punkt (links) ergänzend diejenige Kombination aus Sensitivität und 1 – Spezifität, bei welcher der Youden-Index ein Maximum erreichen würde (≥ 6).

---

[23] Vgl. Šimundić (2009) sowie Abschnitt 2.5.2.2.

Die Ergebnisse der Konkordanzanalyse zwischen dem QUID und den ärztlichen Diagnosen (Cohens Kappa, SEM, 95%-KI) finden sich in Tabelle 3.20.

Tabelle 3.20   Übereinstimmung QUID und ärztliche Diagnose

	Cohens Kappa	SEM	95%-KI
Belastungsskala & Diagnose	0,28	0,11	0,06–0,51
Drangskala & Diagnose	0,41	0,10	0,22–0,59
Gesamtfragebogen & Diagnose	0,32	0,07	0,18–0,46

3.3.5   Fit Indizes

Die im Rahmen der konfirmatorischen Faktorenanalyse gemessenen Faktorladungen sowie die zugehörigen standardisierten Varianzen sind in Abbildung 3.21 dargestellt.

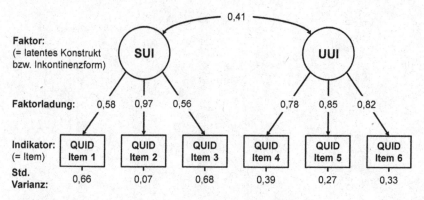

Abbildung 3.21   Faktorladungen des QUID. (Eigene Darstellung)

Tabelle 3.21 gibt eine Übersicht über die weiteren Fit-Indizes.

Tabelle 3.21
Modellpassung des QUID
(Fit-Indizes)

Kennzahl	Gemessener Wert
Chi^2 (p-Wert)	**26,293** (< 0,01)
Freiheitsgrade (df)	8
Chi^2/df	**3,287**
CFI	**0,951**
RMSEA (90%-KI)	**0,119** (0,07–0,171)
SRMR	0,08

Diskussion

4

4.1 Interpretation und Diskussion der Ergebnisse

4.1.1 Deskriptive Populationskenngrößen

Die durchschnittlich gemessene Körpergröße (167,6 cm) entspricht der Durchschnittsgröße der weiblichen Bundesbevölkerung in der Altersgruppe von 50 bis 60 Jahren (= Durchschnittsalter der Studienpopulation), während das durchschnittliche Gewicht i. H. v. 85,5 kg über dem Bundesdurchschnitt in dieser Altersgruppe (ca. 70 kg) liegt.[1] Mit einem durchschnittlichen BMI von 30,5 weist die Studienpopulation im Durchschnitt Adipositas Grad I auf.[2] Da 88 % der Teilnehmerinnen zum Zeitpunkt der Befragung bereits über ein Jahr an der Erkrankung litten kann davon ausgegangen werden, dass bei der überwiegenden Mehrheit ein gutes Einschätzungsvermögen und ausgeprägtes Bewusstsein für die Erkrankung und die damit einhergehenden Symptome zum Zeitpunkt der Befragung vorlagen.

Bei 92 von 161 Teilnehmerinnen war die Inkontinenzform (Belastungs-, Drang- oder Mischinkontinenz) bekannt und ärztlich abgeklärt. Hiervon hatten 42 % eine Belastungsinkontinenz, 24 % eine Dranginkontinenz und 34 % eine Mischinkontinenz. Dies entspricht in der Tendenz der Verteilung der Inkontinenzformen in einschlägigen Prävalenzstudien. So wurde in einer breiten Erhebung unter ca. 7.000 Frauen mit Harninkontinenz, der sog. EPINCONT1-Studie, folgende Verteilung der Inkontinenzformen gemessen: 50 % Belastungsinkontinenz, 11 % Dranginkontinenz, 36 % Mischinkontinenz und 3 % nicht abschließend

---

[1] Vgl. GBE-Bund (2017).

[2] Vgl. zur Klassifizierung des BMI die entsprechenden Richtlinien der WHO (1998).

© Der/die Autor(en), exklusiv lizenziert an Springer Fachmedien Wiesbaden GmbH, ein Teil von Springer Nature 2022
F. Brandt, *Patientenfragebögen in der Harninkontinenzdiagnostik*,
https://doi.org/10. 1007/978-3-658-39767-8_4

bekannt.[3] Eine Folgeerhebung unter ca. 6.300 Frauen mit Harninkontinenz, die sog. EPINCONT2-Studie, ergab Folgendes: 43 % Belastungsinkontinenz, 14 % Dranginkontinenz, 39 % Mischinkontinenz und 4 % unbekannt.[4] Somit ist die Verteilung der Inkontinenzformen in etwa repräsentativ, mit einer leichten Überbetonung der Dranginkontinenz.

Bei einer Betrachtung der Populationskenngrößen gentrennt nach ISI-Schweregrad fallen keine deutlich erkennbaren Unterschiede zwischen den Subgruppen auf (Ausnahme: deutlich höheres Durchschnittsalter in der Subgruppe mit sehr schwerer Harninkontinenz). Es ist jedoch erkennbar, dass mit steigendem Gewicht und BMI in der Tendenz auch der Schweregrad steigt.

4.1.2 Deskriptive Kenngrößen des ISI

Der ISI unterteilt die Erkrankung in die vier Schweregrade „leicht", „moderat", „schwer" und „sehr schwer". Bei 123 Teilnehmerinnen wurde vom ISI eine moderate oder schwere Harninkontinenz gemessen. Somit lagen 76,4 % der Teilnehmerinnen im Mittelfeld, während sich nur 24 % auf die Pole verteilten (15 Teilnehmerinnen bzw. 9,3 % mit leichter Harninkontinenz und 23 Teilnehmerinnen bzw. 14,3 % mit sehr schwerer Harninkontinenz). Dies deutet darauf hin, dass weder ein Boden- noch ein Deckeneffekt, d. h. eine Unterschreitung oder Überschreitung des Messbereichs des ISI durch die Messgröße,[5] vorliegt. Gleichzeitig ist der durchschnittlich gemessene Schweregrad damit höher als in einschlägigen Prävalenzstudien in deren Rahmen der ISI eingesetzt wurde. Im Rahmen der EPINCONT-Erhebungen gaben ca. 41,9 % (Ersterhebung EPINCONT1) bzw. 42,1 % (Folgeerhebung EPINCONT2) der befragten Frauen an, an einer leichten Harninkontinenz zu leiden. 43,5 % bzw. 45,5 % gaben eine moderate, 12,1 % bzw. 10,5 % eine schwere und nur 2,5 % bzw. 1,9 % eine sehr schwere Harninkontinenz an.[6]

Dass bei belastungsinkontinenten Frauen durchschnittlich ein niedrigerer ISI-Score vorlag als bei Frauen mit Drang- oder Mischkontinenz, stimmt mit den Erkenntnissen aus einschlägigen Studien überein. So wurde nachgewiesen, dass

---

[3] Vgl. Hannestad et al. (2000).
[4] Vgl. Ebbesen et al. (2013).
[5] Vgl. Vogt (2005).
[6] Vgl. Ebbesen et al. (2013).

der Anteil schwerwiegend erkrankter Frauen an allen Frauen mit Belastungsinkontinenz mit 17 % deutlich niedriger ist als der entsprechende Anteil bei Frauen mit Dranginkontinenz (28 %) oder Mischinkontinenz (38 %).[7]

4.1.3 Deskriptive Kenngrößen des QUID

Auch beim QUID verteilt sich nur ein kleiner Anteil der Frauen auf die Pole und weist den niedrigsten oder höchsten möglichen Score auf. Dies gilt sowohl für die beiden Subskalen-Scores als auch für den Gesamtscore und deutet daraufhin, dass beim QUID ebenfalls weder ein Boden- noch ein Deckeneffekt vorliegt:

- Belastungsskala: Boden = 4 % (n = 7); Decke = 1 % (n = 2).
- Drangskala: Boden = 4 % (n = 6); Decke = 2 % (n = 3).
- Gesamtfragebogen: Boden = 0 % (n = 0); Decke = 1 % (n = 2).

Der höhere Mittelwert und Median in der Drangskala im Vergleich zur Belastungsskala bestätigt erneut den Befund, dass der Anteil von Frauen mit hoher Krankheitsschwere bei der Dranginkontinenz höher ist als bei der Belastungsinkontinenz.[8] Selbiges ergibt sich bei einer Betrachtung der Subgruppen getrennt nach Inkontinenzform: der Drangscore ist bei den Frauen mit Dranginkontinenz höher als der Belastungsscore bei den Frauen mit Belastungsinkontinenz. Gleichzeitig gibt die vergleichende Betrachtung der Subgruppenscores erste Hinweise auf die Genauigkeit des QUID bei der Abgrenzung zwischen Belastungs- und Dranginkontinenz. Frauen mit ärztlich diagnostizierter Belastungs- bzw. Dranginkontinenz weisen signifikant höhere Scores in der jeweiligen Subskala auf, als Frauen ohne entsprechende Diagnose. Frauen mit einer reinen Belastungsinkontinenz liegen in der Belastungsskala im Score-Mittelwert über dem vorgegebenen Cut-off Wert und in der Drangskala darunter. Schlechter sieht es hingegen bei Frauen mit einer reinen Dranginkontinenz aus. Für diese liegt der Mittelwert in der Drangskala zwar wie erwartet über dem vorgegebenen Cut-off Wert. Selbiges gilt allerdings auch für deren Mittelwert innerhalb der Belastungsskala. Somit vermag es die Belastungsskala, zumindest im Durchschnitt, nicht, Frauen ohne ärztlich diagnostizierte Belastungsinkontinenz korrekt zuzuordnen. Dies gibt einen ersten Hinweis auf einen Mangel hinsichtlich der Spezifität der

---

[7] Vgl. Hannestad et al. (2000).

[8] Vgl. hierzu auch die Ausführungen im vorangehenden Abschnitt.

Belastungsskala. Frauen mit ärztlich diagnostizierter Mischinkontinenz liegen im Durchschnitt jeweils über den vorgegebenen Cut-off Werten.

Eine Gegenüberstellung mit den Ergebnissen einer vergleichbaren Studie, in deren Rahmen die Konstruktvalidität der englischen Version des QUID an Frauen mit Belastungs- und Mischinkontinenz getestet wurde, gibt folgendes Bild (Tabelle 4.1).[9]

Tabelle 4.1 Interstudienvergleich von Mittelwert ± SD des QUID

	Patientinnen mit SUI		Patientinnen mit MUI	
QUID	Mean ± SD Diese Studie	Mean ± SD Bradley et al. (2010)	Mean ± SD Diese Studie	Mean ± SD Bradley et al. (2010)
Belastungsskala	7,5 ±3,1	7,7 ±3,2	7,2 ±3,8	8,9 ± 3,2
Drangskala	5,9 ± 3,7	2,8 ± 2,8	9,3 ± 3,7	5,9 ± 3,1
Gesamtfragebogen	13,5 ± 5,3	10,5 ± 4,7	16,4 ± 5,8	14,8 ± 5,0

Die durchschnittlichen Scores der Belastungsskala sind in der Vergleichsstudie leicht erhöht. Dies ist nachvollziehbar, da die Studienpopulation in der Vergleichsstudie auch einen höheren durchschnittlichen Schweregrad, ebenfalls gemessen mit dem ISI, aufweist. Im Hinblick auf die Drangskala sind die Scores in der Vergleichsstudie jedoch deutlich niedriger, was auch zu einem geringeren Gesamtscore führt. Betreffend die Patientinnen mit Mischinkontinenz könnte dies am geringeren Durchschnittsalter liegen (58,1 Jahre (diese Studie) vs. 51,8 Jahre (Bradley et al. (2010)). Die Dranginkontinenz nimmt mit steigendem Alter zu, während die Belastungsinkontinenz regelmäßig bereits früher eintritt.[10] Besonders fraglich ist der Unterschied innerhalb der Drangskala bei den Frauen mit reiner Belastungsinkontinenz. Der erhöhte, innerhalb dieser Studie gemessene Score impliziert, dass einige Frauen, die dieser Subgruppe zugeordnet wurden, zusätzlich zur Belastungsinkontinenz auch an einer Dranginkontinenz gelitten haben könnten, zum Messzeitpunkt jedoch keine entsprechende Diagnose vorlag. Ggf. würde sich dies wiederum negativ auf die gemessene Spezifität in der Drangskala auswirken.

Die Betrachtung der QUID-Scores getrennt nach Schweregrad zeigt in der Tendenz, dass die QUID-Scores mit steigendem Schweregrad ebenfalls steigen.

---

[9] Vgl. hierzu und zum Folgenden Bradley et al. (2010).

[10] Vgl. Aoki et al. (2017).

Dies liefert einen ersten Hinweis auf einen positiven Zusammenhang bzw. eine Korrelation zwischen dem ISI und dem QUID.

4.1.4 Deskriptive Kenngrößen des KHQ

Die gemessenen Mittelwerte und Standardabweichungen der Dimensionen des KHQ entsprechen in etwa denen der deutschsprachigen KHQ-Validierungsstudie.[11] Tabelle 4.2 stellt die Mittelwerte und Standardabweichungen der beiden Studien gegenüber. Weiterhin ist die jeweilige Differenz zwischen den Mittelwerten angegeben.

Tabelle 4.2 Interstudienvergleich von Mittelwert ± SD des KHQ

KHQ Dimension	Mean ± SD Diese Studie	Mean ± SD Bjelic-Radisic et al. (2005)	Differenz
Allg. Gesundheitszustand	42,2 ± 25,5	36,9 ± 20,6	± 5,3
Inkontinenzbelastung	71,9 ± 30,0	72,0 ± 29,8	± 0,1
Einschränkungen im Alltag	60,9 ± 31,1	55,9 ± 33,1	± 5,0
Körperliche Einschränkungen	51,6 ± 31,1	54,4 ± 34,7	± 2,8
Soziale Einschränkungen	30,2 ± 31,8	22,2 ± 28,2	± 8,0
Persönliche Beziehungen	36,4 ± 28,2	23,6 ± 31,8	± 12,8
Gefühlszustand	44,4 ± 33,1	38,9 ± 27,8	± 5,5
Schlaf/Energie	39,5 ± 31,6	26,6 ± 27,9	± 12,9
Inkontinenzumgang	70,5 ± 21,9	60,6 ± 22,9	± 9,9
Überaktive Blase	58,4 ± 32,0	54,0 ± 30,3	± 4,4

Die maximale Mittelwertdifferenz auf einer 100-Punkte-Skala beträgt somit 12,9. Im Übrigen ist die Differenz in nahezu allen Fällen < 10, was die Zuverlässigkeit der hier gemessenen Daten absichert. Auch im Hinblick auf das durchschnittliche Alter sind die Studienpopulationen vergleichbar (56,2 Jahre

---

[11] Vgl. hierzu und zum Folgenden Bjelic-Radisic et al. (2005a) bzw. Bjelic-Radisic et al. (2005b).

(diese Studie) vs. 58,1 Jahre (Bjelic-Radisic et al. (2005)). Lediglich das Gewicht der Teilnehmerinnen weicht vorliegend deutlich ab (85,5 kg (diese Studie) vs. 73,3 kg (Bjelic-Radisic et al. (2005)). Zu Größe und BMI finden sich in der Vergleichsstudie keine Angaben. Der Schweregrad ist zwischen den Studien nicht uneingeschränkt vergleichbar, da dieser in der Vergleichsstudie nicht mittels ISI gemessen wurde. Dennoch zeigt sich in der Tendenz eine ähnliche Verteilung des Schweregrads, der sich in der Vergleichsstudie wie folgt darstellt: 16 % (n = 20) leichte, 56 % (n = 72) mittlere und 29 % (n = 37) schwere Harninkontinenz.

Bei einer Betrachtung der KHQ-Scores getrennt nach Schweregrad fällt auf, dass die HKQ-Scores mit steigendem Schweregrad tendenziell ebenfalls steigen. Dies liefert einen ersten Hinweis auf einen positiven Zusammenhang bzw. eine Korrelation zwischen dem ISI und dem KHQ.

Bei einer Betrachtung der KHQ-Scores getrennt nach Inkontinenzform ist indes auffällig, dass die KHQ-Scores bei Patientinnen mit Drang- oder Mischinkontinenz grundsätzlich höher sind als bei Patientinnen mit Belastungsinkontinenz (vielfach signifikant (p ≤ 0,05) mit mittlerer bis großer Effektstärke). Die gesundheitsbezogene Lebensqualität von Patientinnen mit Drang- oder Mischinkontinenz scheint, zumindest innerhalb der Studienpopulation, im Durchschnitt also stärker eingeschränkt zu sein als von Patientinnen mit Belastungsinkontinenz. Aber auch jenseits dieser Studie wird eine Dranginkontinenz als belastender Empfunden als eine reine Belastungsinkontinenz, da der Urinverlust unberechenbarer ist und es sich zudem oft um größere Mengen handelt.[12] So zeigen Frauen mit Dranginkontinenz im Durchschnitt schlechtere Lebensqualitäts-, Schlaf-, Sexualfunktions- und Produktivitätswerte als ansonsten vergleichbare Frauen mit Belastungsinkontinenz.[13] Eine Ausnahme stellt in dieser Studie lediglich die Lebensqualitätsdimension „Harnabgang bei körperlicher Aktivität" dar, in der Frauen mit Belastungs- bzw. Mischinkontinenz durchschnittlich schlechtere Lebensqualitätswerte aufweisen als Frauen ohne Belastungsinkontinenz. Dies ist insofern nicht verwunderlich, da Harnabgang bei körperlicher Aktivität ein Leitsymptom der Belastungsinkontinenz darstellt.[14] Gleiches gilt für die KHQ-Dimension „Überaktive Blase" und die Dranginkontinenz, weshalb auch hier die im Durchschnitt deutlich schlechteren Lebensqualitätswerte bei Frauen mit Drang- bzw. Mischinkontinenz zu erwarten waren.

---

[12] Vgl. Aoki et al. (2017).
[13] Vgl. Nygaard (2010).
[14] Vgl. hierzu und zum folgenden Satz Aoki et al. (2017); AWMF (2013); AWMF (2019).

4.1.5 Interne Konsistenz des QUID

Für beide Subskalen des QUID wurden Werte für Cronbachs Alpha (Cα) über der Akzeptanzschwelle von C$\alpha \geq 0,7$ gemessen.[15] Darüber hinaus bestätigten die durchweg starken Korrelationen ($r_s > 0,5$)[16] der einzelnen Items des QUID mit ihrer zugehörigen Subskala dessen interne Konsistenz. Die Ergebnisse zur internen Konsistenz sind vergleichbar mit denen der zugrundeliegenden englischen Version. Für den Gesamtfragebogen lag Cronbachs Alpha in beiden Fällen bei 0,75. Betreffend die Subskala zur Dranginkontinenz war Cronbachs Alpha etwas niedriger als in der englischen Version (C$\alpha = 0,86$ (hier) vs. C$\alpha = 0,87$), während es betreffend die Subskala zur Belastungsinkontinenz sogar höher ausfiel (C$\alpha = 0,76$ (hier) vs. C$\alpha = 0,64$).[17] In den Subskalen der chinesischen und spanischen Version des QUID war Cronbachs Alpha sogar noch höher. So wurden in der chinesischen Version Werte von C$\alpha = 0,91$ für die Belastungsskala und C$\alpha = 0,89$ für die Drangskala erreicht.[18] In der spanischen Version wurde in beiden Subskalen ein Wert von C$\alpha = 0,94$ erreicht.[19] Betreffend die brasilianisch-portugiesische Version war der Wert in der Belastungsskala zwar höher (C$\alpha = 0,85$), während er in der Drangskala jedoch etwas niedriger war (C$\alpha = 0,85$).[20] Abbildung 4.1 zeigt die vorgenannten Cα-Werte übersichtsartig im grafischen Interstudienvergleich.

Die starken Korrelationen der einzelnen Drangitems mit der Drangskala waren vergleichbar mit den entsprechenden Korrelationen in der englischen Version, während die Item-Skala-Korrelationen betreffend die Belastungsskala vorliegend sogar stärker waren.[21] Zusammenfassend ist die interne Konsistenz des QUID somit in allen gemessenen Werten mindestens als „zufriedenstellend" zu beurteilen.[22]

---

[15] Vgl. Abschnitt 2.5.2.2.

[16] Vgl. Cohen (1988).

[17] Vgl. Bradley et al. (2010).

[18] Li et al. (2016).

[19] Vgl. Treszezamsky et al. (2013).

[20] Vgl. de Araujo et al. (2020).

[21] Vgl. Bradley et al. (2010).

[22] Vgl. zum hier genutzten Klassifikationssystem zur Ergebnisinterpretation: Abschnitt 2.5.2.2.

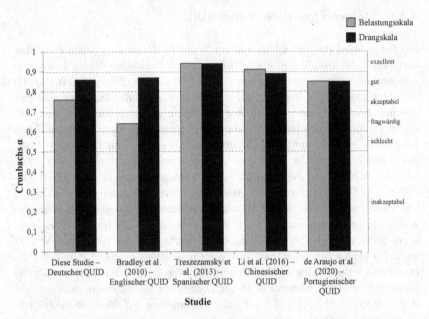

· **Abbildung 4.1** Interstudienvergleich zu Cronbachs Alpha-Werten des QUID. (Eigene Darstellung)

4.1.6   Konstruktvalidität von ISI und QUID

Tabelle 3.18 gab einen Überblick über die Interpretation der Spearman'schen Rangkorrelationskoeffizienten nach dem hier genutzten Klassifikationssystem nach Cohen.[23] Im Folgenden wird näher auf wesentliche sich hieraus ergebende Implikationen eingegangen.

4.1.6.1   Konstruktvalidität des ISI

Sowohl die Mittelwerte des KHQ als auch die des QUID stiegen mit zunehmendem ISI-Schweregrad ebenfalls an. In einer überwiegenden Zahl von Fällen war dieser Mittelwertanstieg signifikant ($p \leq 0{,}05$). Dies ist ein erster Hinweis auf die Fähigkeit des ISI, den Schweregrad zuverlässig zu erfassen.

---

[23] Vgl. Cohen (1988) sowie Abschnitt 2.5.2.2.

Im Hinblick auf die Konstruktvalidität wurde eine schwache Korrelation mit der KHQ-Domäne „Allgemeiner Gesundheitszustand" gemessen. Da Maßzahlen zum allgemeinen Gesundheitszustand regelmäßig in keinem unmittelbaren Zusammenhang mit krankheitsspezifischen Maßzahlen stehen, bzw. unterschiedliche Konstrukte erfassen,[24] spricht dies für die Diskriminanzvalidität des ISI. Darüber hinaus bestand mit der Domäne „Schlaf/Energie" lediglich eine schwache Korrelation. Dies ist darauf zurückzuführen, dass schlafstörende Symptome wie Nykturie insbesondere bei Frauen mit Dranginkontinenz und damit nicht in der gesamten Stichprobe auftreten.[25]

Ein Nachweis für die Konvergenzvalidität des ISI ist in den starken Korrelationen mit den Dimensionen „Inkontinenzbelastung" und „Einschränkungen im Alltag" zu sehen. Es ist nachvollziehbar, dass sich ein zunehmender Schweregrad negativ auf den Alltag und die wahrgenommene Belastung auswirkt. Auf den ersten Blick überraschte es, dass keine starke Korrelation mit der Symptomschwereskala des KHQ vorlag. Ein genauerer Blick auf die Symptomschwereskala zeigt jedoch, dass sie Items enthält, die deutlich über Häufigkeit und Menge des ungewollten Urinverlusts und damit über die Messinhalte des ISI hinausgehen (z. B. Blasenschmerzen).[26]

Die ISI-KHQ-Korrelation wurde bislang nicht getestet, weshalb ein direkter Vergleich mit den Ergebnissen entsprechender Studien in anderen Sprachräumen nicht möglich ist. Die Ergebnisse anderer Studien zum Einfluss des Schweregrads einer Harninkontinenz auf die Lebensqualität bestätigten jedoch den inversen Zusammenhang der beiden Konstrukte. Im Gegensatz zur vorliegenden Studie wurden allerdings entweder andere Instrumente zur Messung der Symptomschwere[27] bzw. der Lebensqualität verwendet[28] oder es wurde zwar der KHQ zur Messung der Lebensqualität verwendet, dessen Scores jedoch zu unspezifischen Gesamtergebnissen zusammengefasst.[29] Die bereits aufgedeckte Nichtlinearität der Korrelation zwischen Symptomschwere und Lebensqualität[30] wurde durch die Ergebnisse dieser Studie bestätigt, da betreffend mehrere KHQ-Dimensionen

---

[24] Vgl. Hays (2005).

[25] Vgl. Aoki et al. (2017).

[26] Vgl. Bjelic-Radisic et al. (2005a); Hebbar et al. (2015).

[27] Vgl. Krhut et al. (2018).

[28] Vgl. Aguilar-Navarro et al. (2012); Barentsen et al. (2012); Monz et al. (2007); Orhan et al. (2020).

[29] Vgl. Krhut et al. (2018).

[30] Vgl. Krhut et al. (2018).

keine durchgängig signifikante Abnahme der Lebensqualität von Schweregrad zu Schweregrad zu beobachten war.

4.1.6.2 Konstruktvalidität des QUID

Die Korrelation zwischen dem QUID und der KHQ-Domäne „Allgemeiner Gesundheitszustand" war ebenfalls schwach. Die Belastungsskala des QUID korrelierte sogar überhaupt nicht mit dieser Dimension. Wie im vorangehenden Abschnitt berichtet, steht der allgemeine Gesundheitszustand in keinem unmittelbaren Zusammenhang zu krankheitsspezifischen Maßzahlen, weshalb dies für die Diskriminanzvalidität des QUID spricht. Darüber hinaus gab es keine Korrelation zwischen der Belastungsskala und der KHQ-Domäne „Schlaf/Energie". Dies ist, wie ebenfalls bereits im vorangehenden Abschnitt berichtet, darauf zurückzuführen, dass Symptome, die den Schlaf stören (z. B. Nykturie), häufiger bei der Dranginkontinenz auftreten. Da die überaktive Blase eine notwendige Bedingung für die Diagnose der Dranginkontinenz ist,[31] ist es folgerichtig, dass keine Korrelation zwischen der OAB-Domäne des KHQ und der Belastungsskala des QUID bestand. Gleiches gilt für die nicht vorhandene Korrelation zwischen der Drangskala und dem Item „Urinverlust bei körperlicher Aktivität", da Urinverlust bei körperlicher Aktivität ein generisches Symptom der Belastungsinkontinenz ist.[32] Die schwache Korrelation zwischen den Subskalen des QUID untereinander gibt ein erstes Indiz für seine Abgrenzungsgenauigkeit zwischen Belastungs- und Dranginkontinenz.

Die starke Korrelation der Drangskala des QUID mit der KHQ-Domäne zur überaktiven Blase sowie die starke Korrelation seiner Belastungsskala mit dem KHQ-Item „Urinverlust bei körperlicher Aktivität" stellen seine Konvergenzvalidität unter Beweis. Die QUID-KHQ-Korrelation wurde bislang ebenfalls nicht getestet. Ein direkter Vergleich mit den Ergebnissen entsprechender Studien in anderen Sprachräumen ist daher auch hier nicht möglich. Die Score-Korrelationen der Subskalen des englischsprachigen QUID mit der jeweils verwandten Dimension des Urinary Distress Inventory (UDI), einem weiteren häufig verwendeten inkontinenzspezifischen QoL-Messinstrument,[33] waren jedoch ähnlich (Pearson Korrelationskoeffizient = 0,68 für beide Subskalen).[34]

Die Korrelation zwischen den beiden untersuchten Instrumenten selbst, d. h. zwischen der deutschsprachigen Version des QUID und des ISI, unterschied sich

---

[31] Vgl. Aoki et al. (2017).

[32] Vgl. Aoki et al. (2017); AWMF (2013); AWMF (2019).

[33] Vgl. Abschnitt 1.8.2.1.

[34] Vgl. Bradley et al. (2010).

insbesondere in Bezug auf die Drangskala von entsprechenden Ergebnissen der englischsprachigen Versionen.[35] So wurde zu den englischsprachigen Versionen eine schwache Korrelation zwischen ISI und Drangskala des QUID berichtet ($r_s = 0,28$), während die entsprechende Korrelation hier stark ausfiel ($r_s > 0,5$). Auch der QUID-Gesamtfragebogen korrelierte vorliegend stärker mit dem ISI ($r_s = 0,55$ (hier) vs. $r_s = 0,41$). Die Korrelationswerte für den ISI und die Belastungsskala des QUID waren hingegen vergleichbar ($r_s = 0,33$ (hier) vs. $r_s = 0,37$).

4.1.7 Diagnostische Genauigkeit des QUID

Ein erster Hinweis auf die Selektivität des deutschsprachigen QUID ergibt sich aus den Mittelwerten der Drangskala. Diese waren bei Frauen mit Dranginkontinenz signifikant höher als bei Frauen ohne Dranginkontinenz ($p \leq 0,05$; großer Effekt). Gleiches gilt für die Mittelwerte der Belastungsskala und Frauen mit Belastungsinkontinenz im Vergleich zu Frauen ohne Belastungsinkontinenz ($p \leq 0,05$; mittlerer Effekt).

Bezüglich der Sensitivität ähneln beide Subskalen der englischsprachigen Version (SE = 0,83 (hier) vs. SE = 0,85 in der Belastungsskala und SE = 0,83 (hier) vs. SE = 0,79 in der Drangskala). Die Spezifität (SP = 0,45 (hier) vs. SP = 0,71 in der Belastungsskala und SP = 0,56 (hier) vs. SP = 0,79 in der Drangskala) und die Gesamttrefferquote (GT = 73 % (hier) vs. GT = 80 %) waren jedoch in der englischsprachigen Version deutlich besser.[36] Ähnliches gilt für den Vergleich mit der chinesischen sowie thailändischen Version. Auch hier waren die Sensitivitäten des deutschen QUID vergleichbar bzw. sogar besser, während seine Spezifitäten deutlich hinter denen des chinesischen sowie thailändischen QUID zurückblieben. Dies könnte auf Unterschiede im Krankheitsspektrum (Schweregrad, Krankheitsstadium, Komorbidität etc.) zwischen den untersuchten Populationen zurückzuführen sein, die zu Abweichungen von Sensitivität und/oder Spezifität im Interstudienvergleich führen können.[37] Weiterhin könnten Ungenauigkeiten bei den angegebenen ärztlichen Diagnosen hierfür ursächlich sein. So ist es denkbar, dass aus einer berichteten Belastungs- oder Dranginkontinenz zwischenzeitlich, d. h. im Zeitraum seit einer eventuell länger zurückliegenden ärztlichen Diagnosestellung, eine Mischinkontinenz geworden ist. Zur besseren Nachvollziehbarkeit

---

[35] Vgl. hierzu und zum Folgenden Bradley et al. (2010).

[36] Vgl. Bradley et al. (2005).

[37] Vgl. Šimundić (2009).

wurde der Interstudienvergleich des QUID betreffend Sensitivität und Spezifität
abschließend in Abbildung 4.2 grafisch aufbereitet.

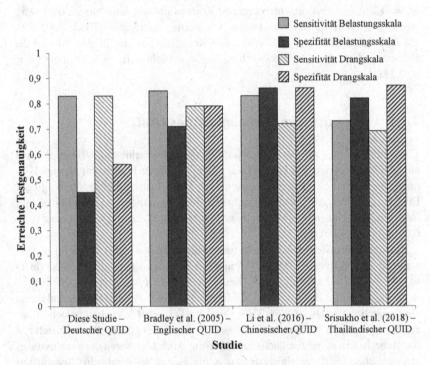

Abbildung 4.2 Interstudienvergleich zur Testgenauigkeit des QUID. (Eigene Darstellung)

Die ROC-Kurve sowie der Youden-Index zeigen, dass der vorgegebene Cut-
Off Score der Drangskala (≥ 6) zu einer optimalen Kombination aus Sensitivität
und Spezifität führte. In der Belastungsskala führte der vorgegebene Cut-Off
Score (≥ 4) hingegen zu keinem Optimum. Stattdessen erreichte die ROC-Kurve
ein Optimum beim Cut-Off Score ≥ 6. Ein Cut-Off Score von ≥ 6 in der Belastungsskala würde die Spezifität von 0,45 auf 0,64 erhöhen, gleichzeitig aber
auch die Sensitivität von 0,83 auf 0,69 reduzieren. In Anbetracht der urogynäkologischen Behandlungspraxis kann eine solche Anpassung des Cut-Off Scores

nicht ohne Vorbehalt empfohlen werden. Da Patientinnen häufig von einer Erstbehandlung profitieren, die eher auf die Dranginkontinenz ausgerichtet ist,[38] sind einige falsch-positive Ergebnisse in der Drangskala grundsätzlich akzeptabel. Ähnliches gilt für die Belastungsskala. Da das Beckenbodentraining als sehr risikoarme Intervention die Therapie der ersten Wahl zur Behandlung der Belastungsinkontinenz darstellt,[39] sind auch hier einige falsch-positive Ergebnisse akzeptabel, zumindest hinsichtlich der Wahl der Erstbehandlung. Zur Abklärung schwerer Harninkontinenzen, insbesondere vor der Durchführung operativer Eingriffe, wird ohnehin eine umfassendere, in der Regel apparativ gestützte, Diagnostik empfohlen.[40] Daher ist die Sensitivität im praktischen Kontext der ärztlichen Ersteinschätzung hier grundsätzlich wichtiger. Die schlechtere Performance der ROC-Kurve zur Belastungsskala könnte darauf zurückzuführen sein, dass die Teilnehmerinnen mit Belastungsinkontinenz, gemäß den gemessenen ISI-Durchschnittswerten, einen niedrigeren Schweregrad hatten,[41] was deren Identifikation erschwert haben könnte. In der Gesamtschau zeichneten sich beide Subskalen durch eine hinreichende, wenngleich keine gute, Testgenauigkeit aus (AUC = 0,672 (Belastungsskala) bzw. AUC = 0,696 (Drangskala)).[42] Vor dem Hintergrund, dass der QUID insbesondere die ärztliche Ersteinschätzung unterstützen soll und ggf. nur zu risikoarmen Therapiekonsequenzen führt (s. o.), ist dies akzeptabel. Weiterhin ist bei der Ergebnisinterpretation zu berücksichtigen, dass vorliegend die Abgrenzungsgenauigkeit zwischen zwei unterschiedlichen Inkontinenzformen und nicht zwischen „gesund" und „krank" untersucht wurde. Die voneinander abzugrenzenden Patientinnen waren sich somit deutlich ähnlicher im Hinblick auf das Abgrenzungsmerkmal, was die Abgrenzung naturgemäß erschwerte.

Der im Zuge der Konkordanzanalyse gemessene Übereinstimmungswert (Cohens Kappa (Cκ)) zwischen den Diagnoseergebnissen des QUID und den Ergebnissen der ärztlichen Diagnostik war vergleichbar mit dem entsprechenden Wert, der in einer Studie unter Nutzung der englischsprachigen Version des QUID gemessen wurde: Cκ = 0,32 (hier) vs. Cκ = 0,378.[43] Beide Werte gelten nach der hier genutzten Klassifikation als „hinreichend".[44] In der Belastungsskala wurde

---

[38] Vgl. Aoki et al. (2017).

[39] Vgl. Aoki et al. (2017); AWMF (2013); AWMF (2019).

[40] Vgl. AWMF (2013); AWMF (2019).

[41] Vgl. hierzu Abschnitt 3.1.2.1.

[42] Vgl. zu den entsprechenden Gütekategorien Šimundić (2009) sowie Abschnitt 2.5.2.2.

[43] Vgl. Farrell et al. (2013).

[44] Vgl. Abschnitt 2.5.2.2.

ebenfalls ein hinreichender Wert gemessen (Cκ = 0,28), während die Drangskala die nächst höhere Ergebniskategorie erreichte, mithin einen moderaten Übereinstimmungswert aufwies (Cκ = 0,41). Ein Interstudienvergleich war nur für den Gesamtfragebogen, jedoch nicht für die Subskalen möglich, da deren Übereinstimmung mit ärztlicher Diagnostik in der Vergleichsstudie nicht untersucht wurde.[45] Insgesamt ist der diesbezügliche Interstudienvergleich mit Vorsicht zu betrachten und steht unter dem Vorbehalt einer vergleichbaren Prävalenz in der Studienpopulation, da die Werte für Cohens Kappa prävalenzabhängig, mithin auch nur bedingt übertragbar sind.[46] Für die Übertragbarkeit der Konkordanz-Ergebnisse dieser Studie spricht jedenfalls, dass die Prävalenz in der untersuchten Stichprobe in etwa mit der Prävalenz in der Grundgesamtheit vergleichbar zu sein scheint.[47]

Die im Rahmen der konfirmatorischen Faktorenanalyse gemessenen Fit-Indizes konnten eine gute Passung zwischen den untersuchten Indikatoren und dem dahinterliegenden latenten Konstrukt größtenteils belegen, d. h. die Items des QUID scheinen die jeweilige Inkontinenzform grundsätzlich gut widerzuspiegeln. So liegen die Faktorladungen durchweg über 0,5 (0,56 bis 0,97), wobei die Items zur Messung der Dranginkontinenz im Durchschnitt stärker auf ihren Faktor laden (Ø = 0,82) als diejenigen zur Messung der Belastungsinkontinenz (Ø = 0,7). Hinsichtlich der Drang-Items sind die Faktorladungen recht ausgeglichen, während Belastungs-Item 2 (Urinverlust beim Bücken oder Heben) besonders stark auf die Belastungsinkontinenz lädt, die hiermit zusammenhängende Symptomatik also offenbar besonders gut beschreibt. Auch CFI und SRMR erfüllen die jeweils definierten Schwellenwerte, um eine gute Modellpassung anzunehmen. Der gemessene RMSEA i. H. v. 0,119 verfehlte allerdings den vorgegebenen Schwellenwert (≤ 0,06). Auch Chi^2/df = 3,287 lag leicht über dem Schwellenwert (≤ 3), was für einen nicht optimalen Modellfit spricht. Als Erklärung hierfür kommen „Kontaminationseffekte" durch diejenigen Patientinnen mit Mischinkontinenz in Betracht, die dazu geführt haben könnten, dass die Faktoren (SUI und UUI) im Modell rechnerisch nicht sauber voneinander abgegrenzt werden konnten bzw. die Item-Faktor-Beziehungen aufgrund nicht spezifizierter Mehrdimensionalität verzerrt worden sein könnten.

---

[45] Vgl. Farrell et al. (2013).

[46] Vgl. hierzu auch Abschnitt 2.5.2.2.

[47] Vgl. hierzu Abschnitt 4.1.1.

4.2 Klinische Implikationen

Beide Fragebögen ermöglichen die Beurteilung von Harninkontinenzsymptomen bei deutschsprachigen Frauen. Dabei sind sie kompakter und spezifischer als bereits existierende deutschsprachige Harninkontinenzfragebögen wie der KHQ, der die Belastung durch die Erkrankung aus einer breit gefächerten Lebensqualitätsperspektive beurteilt.[48]

Derzeit ist der QUID der am besten geeignete psychometrisch evaluierte krankheitsspezifische Patientenfragebogen, um Belastungs- und/oder Dranginkontinenzsymptome bei deutschsprachigen Frauen zu beurteilen. Beim Einsatz in klinischen Studien fokussiert er sich auf spezifische Outcomes von Belastungs- und Dranginkontinenz, während andere Dimensionen ausgeblendet werden. Hierdurch werden Messergebnisse erzielt, die, bezogen auf spezifische Aspekte der untersuchten Erkrankung, eine möglichst hohe Genauigkeit aufweisen, größere Effektstärken aufzeigen als weniger spezifische Harninkontinenzfragebögen wie der KHQ bzw. generische Patientenfragebögen wie der SF-36[49] oder der EQ-5D[50] und gleichzeitig leicht zu interpretieren sind.[51] Auch in der urogynäkologischen Praxis ist der QUID nützlich, da er dem behandelnden Arzt, aber auch dem Patienten, in einer standardisierten Art und Weise einen guten Eindruck von der Ausprägung beider Inkontinenzformen vermittelt. Darüber hinaus kann er zur Unterscheidung zwischen Belastungs- und Dranginkontinenz genutzt werden. Positive Ergebnisse sollten jedoch mit Vorsicht betrachtet werden, da der deutschsprachige QUID in beiden Subskalen nur eine mäßige Spezifität aufweist.

Der ISI bietet die einfachste und schnellste Möglichkeit die Symptomschwere einer Harninkontinenz, unabhängig von der Inkontinenzform, zu messen. Er ist als kompaktes Messinstrument sowohl zum Einsatz in der Forschung als auch in der Praxis geeignet. Im nichtdeutschen Sprachraum wurde er bereits als Messinstrument in breit angelegten Prävalenzstudien zur Harninkontinenz eingesetzt.[52] Die vorliegenden Ergebnisse zeigen, dass der ISI auch im deutschen Sprachraum in einschlägigen Studien eingesetzt werden kann und eine zuverlässige Messung des Schweregrads ermöglicht. Auch in der ärztlichen Praxis kann der ISI für eine unkomplizierte Ersteinschätzung der Inkontinenzschwere im Rahmen der Anamnese eingesetzt werden. Die Ergebnisse liegen naturgemäß deutlich schneller

---

[48] Vgl. Kelleher et al. (1997).

[49] Vgl. zum SF-36 Ware/Sherbourne (1992).

[50] Vgl. zum EQ-5D EuroQol Group (1990).

[51] Vgl. Hays (2005).

[52] Vgl. z. B. Ebbesen et al (2013); Hannestad et al. (2000).

vor als dies bei anderen Messmethoden, wie z. B. dem PAD-Test, der Fall ist. Insgesamt deuten die Ergebnisse darauf hin, dass sich durch eine Behandlung, die sich auf die Linderung der Symptomschwere konzentriert, auch körperliche, soziale sowie alltägliche Einschränkungen reduzieren lassen.

4.3   Limitationen

Obwohl diese Studie umfassende neue Erkenntnisse zu den psychometrischen Eigenschaften des ISI und des QUID liefert, gibt es einige Limitationen:

Um eine unnötig hohe Drop-Out Rate zu vermeiden, die bei Online-Umfragen ohnehin höher ist als bei vergleichbaren „analogen" Befragungen,[53] wurde auf eine umfassende Abfrage patientenbezogener Merkmale verzichtet. Die Drop-Out Rate nimmt mit zunehmendem Umfang der Befragung deutlich zu.[54] Neben einigen soziodemografischen Merkmalen (Geschlecht, Alter, Größe, Gewicht) und der Inkontinenzform lagen somit keine weitergehenden Informationen zur Studienpopulation vor. Dies ist grundsätzlich vertretbar, da in dieser Studie kein Interventionseffekt untersucht wurde und somit auch keine potenziellen Störvariablen (z. B. bestimmte Begleiterkrankungen oder therapeutische Maßnahmen) im Hinblick auf einen etwaigen Interventionseffekt kontrolliert werden mussten. Jedoch war auch der Zeitpunkt der ärztlichen Diagnosestellung und damit zusammenhängend die Aktualität der angegebenen Diagnosen, die als Referenz zur Bestimmung von Sensitivität und Spezifität dienten, nicht bekannt. Insbesondere die schwache Spezifität des QUID könnte darauf zurückzuführen sein, dass in Einzelfällen nur eine Belastungs- bzw. Dranginkontinenzdiagnose angegeben wurde, die Diagnosestellung jedoch länger zurückliegt und aus der Belastungs- bzw. Dranginkontinenz inzwischen eine Mischinkontinenz geworden ist. Patientinnen mit Mischinkontinenz sind im Hinblick auf beide Inkontinenzformen „tatsächlich positiv" und damit bei der Berechnung der Spezifität nicht zu berücksichtigen. Entsprechend hätten Patientinnen mit länger zurückliegenden Diagnosen bei Bekanntheit des Diagnosezeitpunkts aus der Berechnung ausgeschlossen werden können. Im Übrigen sind die Ergebnisse zum deutschsprachigen QUID sehr ähnlich mit denen zur englischsprachigen Originalversion, was zeigt, dass in diesem Zusammenhang keine weiteren Limitationen bestehen.

---

[53] Vgl. Denissen et al. (2010).

[54] Vgl. Hoerger (2010).

Da die Teilnahme an der Online-Umfrage anonym erfolgte, konnte keine Wiederholungsmessung zur Untersuchung der Test-Retest-Reliabilität durchgeführt werden. Weiterhin wurde die Änderungssensitivität, d. h. die Fähigkeit eines Messinstruments zur Erfassung von Zustandsänderungen im Zeit- bzw. Behandlungsverlauf, nicht untersucht. Grund hierfür ist die zum Zeitpunkt der Studiendurchführung laufende Corona-Pandemie. Um die Änderungssensitivität zu beurteilen, erhalten Studienteilnehmerinnen üblicherweise eine Intervention, deren Wirksamkeit bereits hinreichend belegt ist. Die zu untersuchenden Fragebögen werden vor und nach Durchführung der Intervention ausgefüllt. Auf diese Weise kann untersucht werden, ob ein Fragebogen die Änderung des Gesundheitszustands korrekt erfasst, die aus der jeweiligen Intervention erwartungsgemäß resultiert. Als evidenzbasierte Behandlungen einer Harninkontinenz kommen insbesondere das Beckenbodentraining und/oder Blasentraining, in schwereren Fällen aber auch operative Interventionen, insbesondere die Schlingenoperation, in Betracht.[55] Beckenbodentraining und Blasentraining werden grundsätzlich physiotherapeutisch angeleitet. Physiotherapiepraxen blieben während der Corona-Pandemie allerdings geschlossen, weshalb hier keine Rekrutierung von Patientinnen stattfinden konnte. Operative Eingriffe wurden während der Pandemie regelmäßig verschoben, um Kapazitäten für COVID-19 Patientinnen freizuhalten. Starke Korrelationen mit verwandten Domänen des KHQ, für den Änderungssensitivität bereits nachgewiesen werden konnte,[56] liefern zumindest ein starkes Indiz dafür, dass auch beim deutschsprachigen QUID und ISI Änderungssensitivität gegeben ist, zumal diese auch bereits für die ursprünglichen englischen Versionen nachgewiesen werden konnte.[57] Nichtsdestotrotz könnten zukünftige Interventionsstudien im Bereich der Harninkontinenz weitere Evidenz für die Änderungssensitivität der deutschsprachigen Versionen des QUID und des ISI liefern, indem sie die Fragebögen zur Outcome-Messung einsetzen. Der deutschsprachige ISI würde darüber hinaus von einem Abgleich mit einem objektiveren Instrument zur Messung des Schweregrads profitieren, das nicht auf einem bloßen Patientenbericht beruht. Als solches käme beispielsweise der PAD-Test in Betracht,[58] der auch bereits zur Validierung der zugrundeliegenden Version genutzt wurde.[59]

---

[55] Vgl. Aoki et al. (2017).

[56] Vgl. Bjelic-Radisic et al. (2005a); Bjelic-Radisic et al. (2005b).

[57] Vgl. Bradley (2010); Murphy et al. (2006).

[58] Vgl. hierzu Abschnitt 1.6.1.7.

[59] Vgl. Sandvik et al. (2000); Sandvik et al. (2006).

4.4　Fazit

Ziel dieser Studie war die Übersetzung des ISI und des QUID ins Deutsche sowie die anschließende Untersuchung ausgewählter psychometrischer Eigenschaften der beiden übersetzten Inkontinenzfragebögen. Die hierzu erforderlichen Daten wurden bei 161 deutschsprachigen Frauen mit bestehender Harninkontinenz erhoben und ermöglichten die Überprüfung der Konstruktvalidität beider Fragebögen. Der QUID konnte zudem hinsichtlich interner Konsistenz und diagnostischer Genauigkeit bei der Abgrenzung zwischen Belastungs- und Dranginkontinenz überprüft werden. Die Untersuchung ergab grundsätzlich gute psychometrische Eigenschaften beider Fragebögen. Beide Subskalen des QUID wiesen eine recht hohe interne Konsistenz auf. Die Überprüfung der Konstruktvalidität beider Fragebögen ergab mittlere bis starke Korrelationen mit verwandten Domänen des KHQ (Konvergenzvalidität) und schwache bzw. keine Korrelationen mit nicht-verwandten Domänen des KHQ (Diskriminanzvalidität). Der QUID ermöglicht darüber hinaus eine initiale Einschätzung der Inkontinenzform im Rahmen der Basisdiagnostik und ist auch als Messinstrument in klinischen Studien zur Harninkontinenz geeignet. Bei der Unterscheidung zwischen Belastungs- und Dranginkontinenz sollte jedoch die mäßige Spezifität des QUID berücksichtigt werden. Der Einsatz des ISI, sowohl zur Einschätzung des Schweregrads im Rahmen der Basisdiagnostik als auch als PROM im Rahmen einschlägiger klinischer Studien, wird durch die vorliegenden Studienergebnisse ebenfalls gestützt.

Publikationen

Die Ergebnisse dieser Arbeit wurden wie folgt in referierten Fachzeitschriften veröffentlicht:

Brandt F, Solomayer EF, Sklavounos P (2021) Psychometric properties of the German-language Questionnaire for Urinary Incontinence Diagnosis (QUID) in women with urinary incontinence. Arch Gynecol Obstet 304(5):1233–1242. https://doi.org/10.1007/s00404–021-06167–8

Brandt F, Solomayer EF, Sklavounos P (2022) Correlation between the Incontinence Severity Index (ISI) and the quality of life dimensions of the King's Health Questionnaire (KHQ) in German-speaking urinary incontinent women. J Gynecol Obstet Hum Reprod 51(2):102288. https://doi.org/10.1016/j.jogoh.2021.102288

Einleitend gemachte Ausführungen zu Patientenfragebögen[1] bzw. methodische Ausführungen zu Reliabilität[2] und Validität[3] finden sich entsprechend in:

---

[1] Vgl. Abschnitt 1.6.1.3 dieser Arbeit.
[2] Vgl. Abschnitt 2.3.2.1 dieser Arbeit.
[3] Vgl. Abschnitt 2.3.2.2 dieser Arbeit.

Brandt F (2021) Value Based Digital Health: Einsatz von Patientenfragebögen in Digitalen Gesundheitsanwendungen als Einstieg in eine nutzenbasierte Versorgung. Monitor Versorgungsforschung 14(5):66–70. https://doi.org/10.24945/MVF.05.21.1866–0533.2347

Brandt F (2022) Definition Patient-Reported Outcome Measures (PROMs). In: Matusiewicz D, Kusch C (eds.) Digital Health Lexikon. Health&Care Management, Bad Wörishofen, URL: https://www.hcm-magazin.de/patient-reported-outcome-measures-proms-303199/

Literaturverzeichnis

Abrams P, Cardozo L, Fall M, Griffiths D, Rosier P, Ulmsten U, Van Kerrebroeck P, Victor A, Wein A (2003) The standardization of terminology of lower urinary tract function: Report from the Standardisation Subcommittee of the International Continence Society. Urology 61(1):37–49

Aguilar-Navarro S, Navarrete-Reyes AP, Grados-Chavarría BH, García-Lara JMA, Amievas H, Avila-Funes JA, Ferrucci L (2012) The severity of urinary incontinence decreases health-related quality of life among community-dwelling elderly. The Journals of Gerontology: Series A 67(11):1266–1271

Aksac B, Aki S, Karan A, Yalcin O, Isikoglu M, Eskiyurt N (2003) Biofeedback and pelvic floor exercises for the rehabilitation of urinary stress incontinence. Gynecol Obstet Invest 56(1):23–27

Altman DG (1991) Practical statistics for medical research. 1st ed. Chapman and Hall, Oxford

Altman D, Granath F, Cnattingius S, Falconer C (2007) Hysterectomy and risk of stress-urinary-incontinence surgery: nationwide cohort study. Lancet 370(9597): 1494–1499.

Aoki Y, Brown HW, Brubaker L, Cornu JN, Daly JO, Cartwright R (2017) Urinary incontinence in women. Nat Rev Dis Primers 3:17042

Arbeitsgemeinschaft der Wissenschaftlichen Medizinischen Fachgesellschaften (2013) Interdisziplinäre S2e-Leitlinie für die Diagnostik und Therapie der Belastungsinkontinenz der Frau, Leitlinie vom 08/1998 in der überarbeiteten Fassung vom 07/2013. URL: https://www.awmf.org/uploads/tx_szleitlinien/015_005l_S2e_Belastungsinkontinenz_2013-07-abgelaufen.pdf

Arbeitsgemeinschaft der Wissenschaftlichen Medizinischen Fachgesellschaften (2019) S2e-Leitlinie Harninkontinenz bei geriatrischen Patienten, Diagnostik und Therapie, Leitlinie vom 05/2005 in der überarbeiteten Fassung vom 01/2019. URL: https://www.awmf.org/uploads/tx_szleitlinien/084-001l_S2e_Harninkontinenz_geriatrische_Patienten_Diagnostik-Therapie_2019-01.pdf

Avery K, Donovan J, Peters T, Shaw C, Gotoh M, Abrams P (2004) ICIQ: a brief and robust measure for evaluating the symptoms and impact of urinary incontinence. Neurourol Urodyn 23(4):322–330

Backhaus K, Erichson B, Plinke W, Weiber R (2011) Multivariate Analysemethoden. 13th ed. Springer, Berlin/Heidelberg

Baessler K, Kempkensteffen C (2009) Validierung eines umfassenden Beckenboden-Fragebogens für Klinik, Praxis und Forschung. Gynäkol Geburtshilfliche Rundsch 49(4):299–307

Baessler K, O'Neill SM, Maher CF, Battistutta D (2008) Australian Pelvic Floor Questionnaire: a validated interviewer-administered pelvic floor questionnaire for routine clinic and research. Int Urogynecol J Pelvic Floor Dysfunct 20(2):149–158

Barentsen JA, Visser E, Hofstetter H, Maris AM, Dekker JH, de Bock GH (2012) Severity, not type, is the main predictor of decreased quality of life in elderly women with urinary incontinence: a population-based study as part of a randomized controlled trial in primary care. Health Qual Life Outcomes 10:153

Bent AE (1999) Selection of treatment for patients with stress incontinence. International Urogynecology Journal and Pelvic Floor Dysfunction 10(4):213–214

Beutel ME, Hessel A, Schwarz R, Brähler E (2005) Prävalenz der Urininkontinenz in der deutschen Bevölkerung – Komorbidität, Lebensqualität, Einflussgrößen. Urologe A 44(3):232–238

Bjelic-Radisic V, Dorfer M, Tamussino K, Daghofer F, Kern P, Frudinger A, Greimel E (2005a) Der King's Fragebogen zur Erfassung der Lebensqualität von Patientinnen mit Harninkontinenz (deutsche Version). Geburtshilfe und Frauenheilkunde, 65(11):1042–1050

Bjelic-Radisic V, Dorfer M, Tamussino K, Greimel E (2005b) Psychometric properties and validation of the German-language King's Health Questionnaire in Women with stress urinary incontinence. Neurourol Urodyn, 24(1):63–68

Black N (2013) Patient reported outcome measures could help transform healthcare. BMJ (online) 346:f167

Bø K, Talseth T, Holme I (1999) Single blind, randomised controlled trial of pelvic floor exercises, electrical stimulation, vaginal cones, and no treatment in management of genuine stress icontinence in women. BMJ 318(7182):487–493

Bø K, Finckenhagen HB (2001) Vaginal palpation of pelvic floor muscle strength: inter-test reproducibility and comparison between palpation and vaginal squeeze pressure. Acta Obstet Gyn Scan 80(10):883–887

Bossuyt PM, Reitsma JB, Bruns DE, Gatsonis CA, Glasziou PP, Irwig LM, Lijmer JG, Moher D, Rennie D, de Vet HCW, STARD (2003a) Towards complete and accurate reporting of studies of diagnostic accuracy: the STARD initiative. Standards for Reporting of Diagnostic Accuracy. Clin Chem 49(1):1–6

Bossuyt PM, Reitsma JB, Bruns DE, Gatsonis CA, Glasziou PP, Irwig LM, Moher D, Rennie D, de Vet HCW, Lijmer JG, STARD (2003b) The STARD statement for reporting studies of diagnostic accuracy: explanation and elaboration. Clin Chem 49(1):7–18

Bradley CS, Rovner ES, Morgan MA, Berlin M, Novi JM, Shea JA, Arya LA (2005) A new questionnaire for urinary incontinence diagnosis in women: development and testing. Am J Obstet Gynecol 192(1):66–73

Bradley CS, Rahn DD, Nygaard IE, Barber MD, Nager CW, Kenton KS, Siddiqui NY, Abel RB, Spino C, Richter HE, Pelvic Floor Disorders Network (2010) The Questionnaire for Urinary Incontinence Diagnosis (QUID): Validity and Responsiveness to Change in Women Undergoing Non-Surgical Therapies for Treatment of Stress Predominant Urinary Incontinence. Neurourol Urodyn 29(5):727–734

Brandt F (2021) Value Based Digital Health: Einsatz von Patientenfragebögen in Digitalen Gesundheitsanwendungen als Einstieg in eine nutzenbasierte Versorgung. Monitor Versorgungsforschung 14(5):66–70

Brandt F, Solomayer EF, Sklavounos P (2021) Psychometric properties of the German-language Questionnaire for Urinary Incontinence Diagnosis (QUID) in women with urinary incontinence. Arch Gynecol Obstet 304(5):1233–1242

Brandt F, Solomayer EF, Sklavounos P (2022) Correlation between the Incontinence Severity Index (ISI) and the quality of life dimensions of the King's Health Questionnaire (KHQ) in German-speaking urinary incontinent women. J Gynecol Obstet Hum Reprod 51(2):102288

Breyer F, Zweifel P, Kifmann M (2013) Gesundheitsökonomik. 6th ed. Springer, Berlin/Heidelberg

Brown JS (2005) Urinary incontinence: an important and underrecognized complication of type 2 diabetes mellitus. Journal of the American Geriatrics society 53(11): 2028–2029

Brown JS, Sawaya G, Thom DH, Grady D (2000) Hysterectomy and urinary incontinence: a systematic review. Lancet 356(9229):535–539

Brown JS, Wessells H, Chancellor MB, Howards SS, Stamm WE, Stapleton AE, Steers WD, van den Eeden SK, McVary KT (2005) Urologic Complications of Diabetes. Diabetes Care 28(1):177–185

Bucksch S, Hoffmann N, Osterkamp N, Wittkop C (2019) Barmer Heil- und Hilfsmittelreport 2019. Website der Barmer. URL: https://www.barmer.de/blob/214518/86314ad420aa5c1255b4d59921e9e340/data/dl-barmer-heil-und-hilfsmittelreport-2019.pdf

Bump RC, McClish DK (1992) Cigarette smoking and urinary incontinence in women. Am J Obstet Gynecol 167(5):1213–1218

Bullinger M (1995) German translation and psychometric testing of the SF-36 Health Survey: preliminary results from the IQOLA project. Soc Sci Med 41(10):1359–1366

Burgio KL, Goode PS, Locher JL, Umlauf MG, Roth DL, Richter HE, Varner RE, Lloyd LK (2002) Behavioral training with and without biofeedback in the traetment of urge incontinence in older women: a randomized controlled trial. JAMA 288(18):2293–2299

Burgio KL, Matthews KA, Engel BT (1991) Prevalence, incidence and correlates of urinary incontinence in helathy, middle-aged women. J Urol 146(5):1255–1259

Burgio KL, Zyczynski H, Locher JL, Richter HE, Redden DT, Wright KC (2003) Urinary incontinence in the 12-month postpartum period. Obstet Gynecol 102(6):1291–1298

Busch MA, Maske UE, Ryl L, Schlack R, Hapke U (2013) Prävalenz von depressiver Symptomatik und diagnostizierter Depression bei Erwachsenen in Deutschland. Bundesgesundheitsbl. – Gesundheitsforschung – Gesundheitsschutz 56:733–739

Cerruto MA, D'Elia C, Aloisi A, Fabrello M, Artibani W (2013): Prevalence, incidence and obstetric factors' impact on female urinary incontinence in Europe: a systematic review. Urol Int 90(1):1–9

Chiarelli P, Brown W, McElduff P (1999) Leaking urine: prevalence and associated factors in Australian women. Neurourol Urodyn 18(6):567–577

Cohen J (1960) A coefficient of agreement for nominal scales. Educational and Psychological Measurement 20(1):37–46

Cohen J (1988) Statistical power analysis for the behavioral sciences. Lawrence Erlbaum Associates, New York

Cortina JM (1993) What is coefficient alpha? An examination of theory and applications. J Appl Psychol 78(1):98–104

Cronbach LJ (1951) Coefficient alpha and the internal structure of tests. Psychometrika 16:297–334

Davis NJ, Vaughan CP, Johnson TM 2nd, Goode PS, Burgio KL, Redden DT, Markland AD (2013) Caffeine intake and its association with urinary incontinence in United States men: results from National Health and Nutrition Examination Surveys 2005-2006 and 2007-2008. J Urol 189(6):2170–2174

de Araujo CC, Juliato CRT, de Andrade Marques A, Reis A, Brito LGO (2020) Validation and cultural translation for the Brazilian Portuguese version of the Questionnaire for Urinary Incontinence Diagnosis. Int Urogynecol J 32(12):3157–3162

DeLancey JO (1994) Structural support of the urethra as it relates to stress urinary incontinence: the hammock hypothesis. Am J Obstet Gynecol 170:1713–1723

DeLancey JO, Kearney R, Chou Q, Speights S, Binno S (2003) The appearance of levator ani muscle abnormalities in magnetic resonance images after vaginal delivery. Obstet Gynecol 101:46–53

DeLancey JO, Trowbridge ER, Miller JM, Morgan DM, Guire K, Fenner DE, Weadock WJ, Ashton-Miller JA (2008) Stress urinary incontinence: relative importance of urethral support and urethral closure pressure. J Urol 179:2286–2290

Denissen JJA, Neumann L, van Zalk M (2010) How the internet is changing the implementation of traditional research methods, people's daily lives, and the way in which developmental scientists conduct research. International Journal of Behavioral Development 34(6):564–575

Deutsche Kontinenz Gesellschaft (2019) Harn- und Stuhlinkontinenz (Blasen- und Darmschwäche). Website der Deutschen Kontinenz Gesellschaft. URL: https://www.kontinenz-gesellschaft.de/fileadmin/user_content/startseite/patienten/krankheiten_therapien/harninkontinenz/DKG_H-uS_01-13.pdf

Deshpande PR, Rajan S, Sudeepthi BL, Abdul Nazir CP (2011). Patient-reported outcomes: A new era in clinical research. Perspect Clin Res 2(4):137–144

Destatis (2019) Bevölkerung im Wandel – Annahmen und Ergebnisse der 14. koordinierten Bevölkerungsvorausberechnung. Website des statistischen Bundesamts. URL: file:///C:/Users/hp/Downloads/pressebroschuere-bevoelkerung.pdf

Dietz HP (2010a) Geburtsbedingtes Beckenbodentrauma. Geburtshilfe und Frauenheilkunde 70(12):969–978

Dietz HP (2010b) Pelvic floor muscle trauma. Expert Rev Obstet Gynecol 5(4):479–492.

Dietz HP, Eldridge A, Grace M, Clarke B (2004) Does pregnancy affect pelvic organ mobility? ANZJOG 44(6):517–520

Dietz HP, Simpson JM (2008) Levator trauma is associated with pelvic organ prolapse. BJOG 115(8):979–984

Diokno AC, Brock BM, Brown MB, Herzog AR (1986) Prevalence of urinary incontinence and other urological symptoms in the noninstitutionalized elderly. J Urol 136(5):1022–1025

Doherty TJ (2003) Invited review: Aging and sarcopenia. J Appl Physiol 95: 1717–1727

Döring N, Bortz J (2016) Forschungsmethoden und Evaluation in den Sozial- und Humanwissenschaften. 5th ed. Springer, Berlin/Heidelberg

Dugan E, Cohen SJ, Bland DR, Preisser JS, Davis CC, Suggs PK, McGann P (2000) The association of depressive symptoms and urinary incontinence among older adults. J Am Geriatr Soc 48(4):413–416

Ebbesen MH, Hunskaar S, Rortveit G, Hannestad YS (2013) Prevalence, incidence and remission of urinary incontinence in women: longitudinal data from the Norwegian HUNT study (EPINCONT). BMC Urology 13(1):27

Eid M, Schmidt K (2014) Testtheorie und Testkonstruktion. Hogrefe, Göttingen

Elstad EA, Taubenberger SP, Botelho EM, Tennstedt SL (2010) Beyond incontinence: the stigma of other urinary symptoms. J Adv Nurs 66(11):2460–2470

EuroQol Group (1990) EuroQol – a new facility for the measurement of health-related quality of life. Health Policy 16(3):199–208

Faller A, Schünke M (2008) Der Körper des Menschen: Einführung in Bau und Funktion. 16th ed. Thieme, Stuttgart

Farrell SA, Bent A, Amir-Khalkhali B, Rittenberg D, Zilbert A, Farrell KD, O'Connell C, Fanning C (2013) Women's ability to assess their urinary incontinence type using the QUID as an educational tool. Int Urogynecol J 24(5):759–762

Faul F, Erdfelder E, Lang AG, Buchner A (2007) G*Power 3: A flexible statistical power analysis program for the social, behavioral, and biomedical sciences. Behav Res Methods 39(2):175–191

Fleiss JL, Cohen J, Everitt BS (1969) Large sample standard errors of kappa and weighted kappa. Psychological Bulletin 72(5):323–327

Fritel X (2005) Du mode d'accouchement à l'incontinence. From delivery mode to incontinence. Journal de gynécologie, obstétrique et biologie de la reproduction 34(8):739–744

Fultz NH, Jenkins KR, Østbye T, Taylor DH Jr, Kabeto MU, Langa KM (2005) The impact of own and spouse's urinary incontinence on depressive symptoms. Social Science and Medicine 60(11):2537–2548

Füsgen I (2005) Harninkontinenz im Alter – State of the Art. Z Gerontol Geriat 38(Suppl. 1):14–19

GBE-Bund (2017) Durchschnittliche Körpermaße der Bevölkerung (Jahr 2017). Website des Statistischen Bundesamts. URL: https://www.gbe-bund.de/gbe/!pkg_olap_tables. prc_set_page?p_uid=gast&p_aid=44378677&p_sprache=D&p_help=2&p_indnr=223& p_ansnr=40817085&p_version=3&D.000=3739&D.003=43

Ghoniem G, Stanford E, Kenton K, Achtari C, Goldberg R, Mascarenhas T, Parekh M, Tamussino K, Tosson S, Lose G, Petri E (2008) Evaluation and Outcome Measures in the Treatment of Female Urinary Stress Incontinence: International Urogynecological Association (IUGA) Guidelines for Research and Clinical Practice. Int Urogynecol J Pelvic Floor Dysfunct 19(1): 5–33

Gleason JL, Richter HE, Redden DT, Goode PS, Burgio KL, Markland AD (2013) Caffeine and urinary incontinence in US women. Int Urogynecol J 24(2):295–302

Goepel M, Schwenzer T, May P, Sökeland J, Michel MC (2002) Harninkontinenz im Alter. Deutsches Ärzteblatt 99(40):A2614–2624

Goepel M, Hoffmann J, Piro M, Rübben H, Michel MC (2002) Prevalence and Physician awareness of urinary bladder dysfunction. European Urology 41(3):234–239

Goeschen K, Petros PP (2009) Der weibliche Beckenboden: Funktionelle Anatomie, Diagnostik und Therapie nach der Integraltheorie. Springer, Heidelberg

Goffrier B, Schulz M, Bätzing-Feigenbaum J (2017) Administrative Prävalenzen und Inzidenzen des Diabetes mellitus von 2009 bis 2015. Zentralinstitut für die kassenärztliche Versorgung in Deutschland (Zi). Versorgungsatlas-Bericht Nr. 17/03

Goldberg RP, Kwon C, Gandhi S, Atkuru LV, Sorensen M, Sand PK (2003) Urinary incontinence among mothers of multiples: the protective effect of cesarean delivery. Am J Obstet Gynecol 188(6):1447–1450

Goldhammer F, Hartig J (2012) Interpretation von Testresultaten und Testeichung. In: Moosbrugger H, Kelava A (eds.) Testtheorie und Fragebogenkonstruktion. 2nd ed. Springer, Berlin, Heidelberg, pp. 174–201

Goldman HB, Appell RA (1999) Voiding dysfunction in women with diabetes mellitus. Int Urogynecol J Pelvic Floor Dysfunct 10(2):130–133

Goodpaster BH, Park SW, Harris TB, Kritchevsky SB, Nevitt M, Schwartz AV, Simonsick EM, Tylavsky FA, Visser M, Newman AB (2006) The loss of skeletal muscle strength, mass, and quality in older adults: the health, aging and body composition study. J Gerontol 61A:1059–1064

Grady D, Brown JS, Vittinghoff E, Applegate W, Varner E, Snyder T (2001) HERS Research Group. Postmenopausal hormones and incontinence: The heart an destrogen/progestin replacement study. Obstet Gynecol 97:116–120

Guillemin F, Bombardier C, Beaton D (1993) Cross-cultural adaption of health-related quality of life measures: literature review and proposed guidelines. J Clin Epidemiol 46(12):1417–1432

Hagen S, Hanley J, Capewell A (2002) Test-retest reliability, validity, and sensitivity to change of the Urogenital Distress Inventory and the Incontinence Impact Questionnaire. Neurourol Urodyn 21(6):534–539

Hanley J, Capewell A, Hagen S (2001) Validity study of the severity index, a simple measure of urinary incontinence in Women. BMJ 322(7294):1096–1097

Hannestad YS, Lie RT, Rortveit G, Hunskaar S (2004) Familial risk of urinary incontinence in women: population based cross sectional study. BMJ 329(7471):889–891

Hannestad YS, Rortveit G, Daltveit AK, Hunskaar S (2003) Are smoking and other lifestyle factors associated with female urinary incontinence? The Norwegian EPINCONT Study. BJOG 110(3):247–254

Hannestad YS, Rortveit G, Sandvik H, Hunskaar S (2000) A community-based epidemiological survey of female urinary incontinence: The Norwegian EPINCONT Study. J Clin Epidemiol 53(11):1150–1157

Handa VL, Harris TA, Ostergard DR (1996) Protecting the pelvic floor: obstetric management to prevent incontinence and pelvic organ prolapse. Obstet Gynecol 88(3):470–478

Hanley J, Capewell A, Hagen S (2011) Validity study of the severity index, a simple measure of urinary incontinence in women. BMJ 322(7294):1096–1097

Hartig J, Frey A, Jude N (2007) Validität. In: Moosbrugger K, Kelava A (eds.) Testtheorie und Fragebogenkostruktion. Springer, Berlin, pp 135–163

Harvey MA, Kristjansson B, Griffith D, Versi E (2001) The Incontinence Impact Questionnaire and the Urogenital Distress Inventory: a revisit of their validity in women without a urodynamic diagnosis. Am J Obstet Gynecol 185(1):25–31

Hays RD (2005) Generic versus disease-targeted instruments. In: Fayers P, Hays R (eds) Assessing quality of life in clinical trials. Oxford University Press, Oxford, pp 3–8

Hebbar S, Pandey H, Chawla A (2015) Understanding King's Health Questionnaire (KHQ) in assessment of female urinary incontinence. Int J Res Med Sci 3(3):531–538

Hemmerich W (2015) StatistikGuru: Cohen's d berechnen. URL: https://statistikguru.de/rechner/cohens-d.html

Hendrix SL, Cochrane BB, Nygard IE (2005) Effects of estrogen with and without progestin on urinary incontinence. JAMA 293(8):935–948

Hilton P, Stanton SL (1983) Urethral pressure measurement by microtransducer: the results in symptom-free women and in those with genuine stress incontinence. Br J Obstet Gynaecol 90:919–930

Hirayama F, Lee AH (2012) Is caffeine intake associated with urinary incontinence in Japanese adults? J Prev Med Public Health 45(3):204–208

Hoerger M (2010) Participant dropout as a function of survey length in internet-mediated university studies: implications for study design and voluntary participation in psychological research. Cyberpsychol Behav Soc Netw 13(6):697–700

Holm S (1979) A simple sequentially rejective multiple test procedure. Scandinavian Journal of Statistics 6(2):65–70

Holst K, Wilson PD (1988) The prevalence of female urinary incontinence and reasons for not seeking treatment. N Z Med J 101(857):756–758

Hossiep R (2014) Cronbachs Alpha. In: Wirtz MA (ed.) Dorsch – Lexikon der Psychologie. 18th ed. Hogrefe, Bern, p 343

Hu Lt, Bentler PM (1999) Cutoff criteria for fit indexes in covariance structure analysis: Conventional criteria versus new alternatives. Structural Equation Modeling: A Multidisciplinary Journal 6(1):1–55

Hundley AF, Wu JM, Visco AG (2005) A comparison of perineometer to brink score for assessment of pelvic floor muscle strength. Am J Obstet Gynecol 192(5):1583–1591

Hunskaar S, Burgio K, Diokno A, Herzog AR, Hjälmås K, Lapitan MC (2003) Epidemiology and natural history of urinary incontinence in women. Urology 62(Suppl. 4A):16–23

Hunskaar S, Lose G, Sykes D, Voss S (2004) The prevalence of urinary incontinence in women in four European countries. BJU Int 93(3):324–330

Isherwood PJ, Rane A (2000) Comparative assessment of pelvic floor strength using a perineometer and digital examination. BJOG 107(8):1007–1011

Irwin DE, Milsom I, Hunskaar S, Reilly K, Kopp Z, Herschorn S, Coyne K, Kelleher C, Hampel C, Artibani W, Abrams P (2006): Population-based survey of urinary incontinence, overactive bladder, and other lower urinary tract symptoms in five countries: results of the EPIC study. Eur Urol 50(6):1306–1314

Jackson S, Donovan J, Brookes S, Eckford S, Swithinbank L, Abrams P (1996) The Bristol Female Lower Urinary Tract Symptoms questionnaire: development and psychometric testing. Br J Urol 77(6):805–812

Johansson C, Molander U, Milsom I, Ekelund P (1996) Association between urinary incontinence and urinary tract infections, and fractures in postmenopausal women. Maturitas 23(3):265–271

Kelleher CJ, Cardozo LD, Khullar V, Salvatore S (1997) A new questionnaire to assess the quality of life of urinary incontinent women. BJOG 104(12):1374–1379

Kelleher C, Staskin D, Cherian P, Cotterill N, Coyne K, Kopp Z, Symonds T (2013) Patient-reported outcome assessment. In: Abrams P, Cardozo L, Khoury S, Wein A (eds) Incontinence. 5th ed. Health Publication Ltd., Plymouth, pp 389–428

Kjolhede P, Noren B, Ryden G (1996) Prediction of genital prolapse after Burch colposuspension. Acta Obstet Gynecol Scand 75(9):849–854

Krhut J, Gärtner M, Mokris J, Horcicka L, Svabik K, Zachoval R, Martan A, Zvara P (2018) Effect of severity of urinary incontinence on quality of life in women. Neurourol Urodyn 37(6):1925–1930

Kruskal WH, Wallis WA (1952) Use of ranks in one-criterion variance analysis. Journal of the American Statistical Association 47(160):583–621

Kwiecien R, Kopp-Schneider A, Blettner M (2011) Concordance analysis – part 16 of a series on evaluation of scientific publications. Dtsch Ärztebl Int 108(30):515–521

Landis JR, Koch GG (1977) The measurement of observer agreement for categorical data. Biometrics 33(1):159–174

Lenderking WR, Nackley JF, Anderson RB, Testa MA (1996) A review of the quality-of-life aspects of urinary urge incontinence. Pharmacoeconomics 9(1):11–23

Li CY, Zhu L, Lang JH, Shi XW (2016) Exploratory and confirmatory factor analyses for testing validity and reliability of the Chinese language questionnaire for urinary incontinence diagnosis. Zhonghua Fu Chan Ke Za Zhi 51(5):357–360

Liberman JN, Hunt TL, Stewart WF, Wein A, Zhou Z, Herzog AR, Lipton RB, Diokno AC (2001) Health-related quality of life among adults with symptoms of overactive bladder: results from a U.S. community-based survey. Urology 57(6):1044–1050

Lien KC, Mooney B, DeLancey JO, Ashton-Miller JA (2004): Levator ani muscle stretch induced by simulated vaginal birth. Obstet Gynecol 103(1):31–40

Maass-Poppenhusen K, Bauerschlag DO (2007) Gynäkologische Urologie. In: Diedrich K, Holzgreve W, Jonat W, Schultze-Mosgau A, Schneider KTM, Weiss JM (eds) Gynäkologie und Geburtshilfe. Springer, Heidelberg, pp 175–186

Mann HB, Whitney DR (1947) On a test of whether one of two random variables is stochastically larger than the other. Ann Math Statist 18(1):50–60

Mattiasson A, Djurhuus JC, Fonda D, Lose G, Nordling J, Stöhrer M (1998) Standardisation of outcome studies in patients with lower urinary tract dysfunction: a report on general principles from the Standardisation Committee of the International Continence Society. Neurourol Urodyn 17(3):249–253

Meadows KA (2011) Patient-reported outcome measures: an overview. Br J Community Nurs 16(3):146–151

Melville JL, Katon W, Delaney K, Newton K (2005) Urinary incontinence in US women. A population-based study. Arch Intern Med 165(5):537–542

Metter EJ, Lynch N, Conwit R, Lindle R, Tobin J, Hurley B (1999) Muscle quality and age: cross-sectional and longitudinal comparisons. J Gerontol Biol Sci 54A:B207–B2018

Miller JM, Umek WH, DeLancey JO, Ashton-Miller JA (2004) Can women without visible pubococcygeal muscle in MR images still increase urethral closure pressures? Am J Obstet Gynecol 191(1):171–175

Miller YD, Brown WJ, Russell A, Chiarelli P (2003) Urinary incontinence across the lifespan. Neuroueol Urodyn 22(6):550–557

Minassian VA, Drutz HP, Al-Badr A (2003) Urinary incontinence is a worldwide problem. Int J Gynecol Obstet 82(3):327–338

Minassian VA, Stewart WF, Wood GC (2008) Urinary incontinence in women. Obstet Gynecol 111(2 Pt 1):324–331

Mokhlesi SS, Kariman N, Ebadi A, Khoshnejad F, Dabiri F (2017) Psychometric properties of the Questionnaire for Urinary Incontinence Diagnosis of married women of Qom City 2015. Journal of Rafsanjan University of Medical Sciences 15(10):955–966

Moller LA, Lose G, Jorgensen T (2000) The prevalence and bothersomeness of lower urinary tract symptoms in women 40-60 years of age. Acta Obstet Gynecol Scand 79(4):298–305

Monz B, Chartier-Kastler E, Hampel C, Samsioe G, Hunskaar S, Espuna-Pons M, Wagg A, Quail D, Castro R, Chinn C (2007) Patient characteristics associated with quality of life in European women seeking treatment for urinary incontinence: results from PURE. Eur Urol 51(4):1073–1081

Mühlbauer B, Oßwald H (2018) Urologika. In: Schwabe U, Paffrath D, Ludwig WD, Klauber J (eds) Arzneiverordnungs-Report 2018. Springer, Berlin, pp 793–802

Murphy M, Culligan PJ, Arce CM, Graham CA, Blackwell L, Heit MH (2006) Construct Validity of the Incontinence Severity Index. Neurourol Urodyn 25(5):418–423

Mushkat Y, Bukovsky I, Langer R (1996) Female urinary stress incontinence – does it have familial prevalence? Am J Obstet Gynecol 174(2):617–619

Niederstadt C, Gaber E (2007) Harninkontinenz. Gesundheitsberichterstattung des Bundes, Robert Koch-Institut (ed), Heft 39, Berlin

Nunnally J, Bernstein IH (1994) Psychometric Theory. 3rd ed. McGraw-Hill, New York

Nygaard IE (1996) Nonoperative management of urinary incontinence. 8(5):347–350

Nygaard IE (2010) Clinical practice. Idiopathic urgency incontinence. N Engl J Med 363(12):1156–1162

Nygaard IE, Barber MD, Burgio KL, Kenton K, Meikle S, Schaffer J, Spino C, Whitehead WE, Wu J, Brody DJ (2008) Pelvic Floor Disorders Network, Prevalence of symptomatic pelvic floor disorders in US women. JAMA 300(11):1311–1316

Okamura K, Nojiri Y, Osuga Y (2009) Reliability and validity of the King's Health Questionnaire for lower urinary tract symptoms in both genders. BJU Int 103(12):1673–1678

Orhan C, Ozgul S, Baran E, Uzelpasaci E, Nakip G, Cinar GN, Beksac MS, Akbayrak T (2020) The Effect of Incontinence Severity on Symptom Distress, Quality of Life, and Pelvic Floor Muscle Function in Turkish Women with Urinary Incontinence. Gynecology Obstetrics & Reproductive Medicine 26(1):51–57.

Payne S (1951) The Art of Asking Questions: Studies in Public Opinion. Princeton University Press, Princeton

Pereira VS, Correia GN, Driusso P (2011) Individual and group pelvic floor muscle training versus no treatment in female stress urinary incontinence: a randomized controlled pilot study. Eur J Obstet Gynecol Reprod Biol 159(2):465–471

Persson J, Wolner-Hanssen P, Rydhstroem H (2000) Obstetric risk factors for stress urinary incontinence: a population-based study. Obstet Gynecol 96(3):440–445

Perucchini D, DeLancey JO, Ashton Miller J, Peschers U, Kataria T (2002a) Age effects on urethral striated muscle: I. Changes in number and diameter of striated muscle fibers in the ventral urethra. Am J Obstet Gynecol 186(3):351–355

Perucchini D, DeLancey JO, Ashton Miller J, Galecki A, Schaer GN (2002b) Age effects on urethral striated muscle: II. Anatomic location of muscle loss. Am J Obstet Gynecol 186(3):356–360

Perucchini D, Tunn R, DeLancey (2010) Funktionelle Beckenbodenanatomie. In: Tunn R, Hanzal E, Perucchini D (eds) Urogynäkologie in Praxis und Klinik. 2nd ed. Walter de Gruyter, Berlin, pp 21–42

Peschers U (2010) Epidemiologie von Harninkontinenz, Stuhlinkontinenz und Deszensus. In: Tunn R, Hanzal E, Perucchini D (eds) Urogynäkologie in Praxis und Klinik. 2nd ed. Walter de Gruyter, Berlin, pp 11–20

Petros PP, Ulmsten UI (1990) An integral theory of female urinary incontinence: Experimental and clinical considerations. Acta Obstet Gynecol Scand Suppl 153: 7–31

Petros PP (1998) The pubourethral ligaments: An anatomical and histological study in the live patient. Int Urogynecol J 9(3):154–157

Pizzol D, Demurtas J, Celotto S, Maggi.S, Smith L, Angiolelli G, Trott M, Yang L, Veronese N (2021) Urinary incontinence and quality of life: a systematic review and meta-analysis. Aging Clin Exp Res 33(1):25–35

Porst R (2011) Question Wording – Zur Formulierung von Fragebogen-Fragen. In: Porst R (ed) Fragebogen. 3rd ed. VS Verlag für Sozialwissenschaften, Wiesbaden, pp 95–114

Pregazzi R, Sartore A, Bortoli P, Grimaldi E, Troiano L, Guaschino S (2002) Perineal ultrasound evaluation of urethral angle and bladder neck mobility in women with stress urinary incontinence. BJOG 109(7):821–827

Reese PR, Pleil AM, Okano GJ, Kelleher CJ (2003) Multinational study of reliability and validity of the King's Health Questionnaire in patients with overactive bladder. Qual Life Res 12(4):427–442

Rekers H, Drogendijk AC, Valkenburg H, Riphagen F (1992) Urinary incontinence in women from 35 to 79 years of age: prevalence and consequences. Eur J Obstet Gynecol Reprod Biol 43(3):229–234

Rensing L, Ockenga J (2010) Sarkopenie und Kachexie: Muskelabbau und Mangelernährung. Dtsch med Wochenschr 135:1605–1611

Rortveit G, Daltveit AK, Hannestad YS, Hunskaar S (2003) Urinary incontinence after vaginal delivery or cesarean section. New Engl J Med 348(10):900–907

Rortveit G, Hannestad YS, Daltveit AK, Hunskaar S (2001) Age- and type-dependent effects of parity on urinary incontinence: The Norwegian EPINCONT study. Obstet Gynecol 98(6):1004–1010

Rud T (1980) The urethral pressure profile in continent women from childhood to old age. Obstet Gynecol Scand 59(4):331–335

Saini A, Faulkner S, Al-Shanti N, Stewart C (2009) Powerful signal for weak muscles. Ageing Res Rev 8(4):251–267

Sandvik H, Seim A, Vanvik A, Hunskaar S (2000) A severity index for epidemiological surveys of female urinary incontinence: Comparison with 48-hour pad-weighing tests. Neurourol Urodyn 19(2):137–145

Sandvik H, Espuña M, Hunskaar S (2006) Validity of the incontinence severity index: comparison with pad-weighing tests. Int Urogynecol J 17(5):520–524

Scheiner D, Perucchini D, (2010) Die überaktive Blase. In: Tunn R, Hanzal E, Perucchini D (eds) Urogynäkologie in Praxis und Klinik. 2nd ed. Walter de Gruyter, Berlin, pp 185–216

Schermelleh-Engel K, Moosbrugger H, Müller H (2003) Evaluating the Fit of Structural Equation Models: Tests of Significance and Descriptive Goodness-of-Fit Measures. Methods of Psychological Research 8(2):23–74

Schermelleh-Engel K, Werner C (2008) Methoden der Reliabilitätsbestimmung. In: Moosbrugger H, Kelava A (eds.) Testtheorie und Fragebogenkonstruktion. Springer, Berlin, Heidelberg, pp. 113–133

Schüssler B, Kuhn A (2010) Physiologie und Pathophysiologie der Harnspeicherung. In: Tunn R, Hanzal E, Perucchini D (eds) Urogynäkologie in Praxis und Klinik. 2nd ed. Walter de Gruyter, Berlin, pp 43–50

Shapiro SS, Wilk MB (1965) An analysis of variance test for normality (complete samples). Biometrika 52(3/4):591–611

Shumaker SA, Wyman JF, Uebersax JS, McClish D, Fantl JA (1994) Health-related quality of life measures for women with urinary incontinence: the Incontinence Impact Questionnaire and the Urogenital Distress Inventory. Continence Program in Women (CPW) Research Group. Qual Life Res 3(5):291–306

Šimundić AM (2009) Measures of diagnostic accuracy: Basic definitions. EJIFCC 19(4):203–211

Spearman C (1904) The proof and measurement of association between two things. Am J Psychol 15(1):72–101

Srisukho S, Phongnarisorn C, Morakote N (2018) Validation of the Questionnaire for Urinary Incontinence Diagnosis-Thai Version [QUID-Thai Version]. J Med Assoc Thai 101(9):1251–1254

Subak LL, Whitcomb E, Shen H, Saxton J, Vittinghoff E, Brown JS (2005) Weight loss: A novel and effective treatment for urinary incontinence. J Urol 174(1):190–195

Subramanian D, Szwarcensztein K, Mauskopf JA, Slack MC (2009) Rate, type, and cost of pelvic organ prolapse surgery in Germany, France, and England. Eur J Obstet Gynecol Reprod Biol 144(2):177–181

Swets JA (1988) Measuring the accuracy of diagnostic systems. Science 240(4857):1285–1293

Swithinbank LV, Donovan JL, du Heaume JC, Rogers CA, James MC, Yang Q, Abrams P (1999) Urinary symptoms and incontinence in women: relationships between occurrence, age, and perceived impact. Br J Gen Pract 49(448):897–900

Swithinbank LV, Hashim H, Abrams P (2005) The effect of fluid intake on urinary symptoms in women. J Urol 174(1):187–189

Tampakoudis P, Tantanassis T, Grimbizis G, Papaletsos M, Mantalenakis S (1995) Cigarette smoking and urinary incontinence in women – a new calculative method of estimating the exposure to smoke. Eur J Obstet Gynecol Reprod Biol 63(1):27–30

Taverner D (1959) An electromyographic study of the normal function of the external anal sphincter and pelvic diaphragm. Dis Colon Rectum 2(2):153–158

Thind P, Bagi P, Mieszczak C, Lose G (1996) Influence of pudendal nerve blockade on stress relaxation in the female urethra. Neurourol Urodyn 15(1):31–36

Thom DH, Brown JS (1998) Reproductive and hormonal risk factors for urinary incontinence in later life: a review of the clinical and epidemiologic literature. Journal of the American Geriatrics Society 46(11):1411–1417

Tomlow P (1990) Social factors related to urinary incontinence in women. The Network News 15:3–5

Townsend MK, Resnick NM, Grodstein F (2012) Caffeine intake and risk of urinary incontinence progression among women. Obstet Gynecol 119(5):950–957

Treszezamsky AD, Karp D, Dick-Biascoechea M, Ehsani N, Dancz C, Ignacio Montoya T, Olivera CK, Smith AL, Cardenas R, Fashokun T, Bradley CS (2013) Spanish translation and validation of four short pelvic floor disorders questionnaires. Int Urogynecol J 24(4):655–670

Uemara S, Homma Y (2004) Reliability and validity of the King's Health Questionnaire in patients with symptoms of overactive bladder with urge incontinence in Japan. Neurourol Urodyn 23(2):94–100

Valderas JM, Kotzeva A, Espallargues M, Guyatt G, Ferrans CE, Halyard MY, Revicki DA, Symonds T, Parada A, Alonso J (2008) The impact of measuring patient-reported outcomes in clinical practice: a systematic review of the literature. Qual Life Res 17(2):179–193

Vandenberg RJ (2006) Introduction: Statistical and Methodological Myths and Urban Legends: Where, Pray Tell, Did They Get This Idea? Organizational Research Methods 9(2):194–201

VassarStats: Website for Statistical Computation. URL: http://vassarstats.net/

Viktrup L, Lose G (2001) The risk of stress incontinence 5 years after first delivery. Am J Obstet Gynecol 185(1):82–87

Vogt WP (2005) Dictionary of Statistics & Methodology: A Nontechnical Guide for the Social Sciences. 3rd ed. Sage Publications, Thousand Oaks

Wackerhage H (2017) Sarcopenia: Causes and Treatments. Dtsch Z Sportmed 68(7–8):178–184

Wagner TH, Patrick DL, Bavendam TG, Martin ML, Buesching DP (1996) Quality of life of persons with urinary incontinence: development of a new measure. Urology 47(1):67–71

Ware J, Sherbourne C (1992): The MOS 36-item short-form health survey (SF-36). I. Conceptual framework and item selection. Med Care 30(6):473–483

WHO (1998) Preventing and managing the global epidemic. Report of a WHO consultation on obesity. WHO, Genf

WMA (2013) Declaration of Helsinki – Ethical Principles for Medical Research Involving Human Subjects. Adopted by the 18th WMA General Assembly, Helsinki, Finland, June 1964 and amended by the 64th WMA General Assembly, Fortaleza, Brazil, October 2013

Wiedemann A, Füsgen I (2004) Medikamente und Inkontinenz. Geriatrie Journal 4/04:28–34

Wild D, Grove A, Martin M, Eremenco S, McElroy S, Verjee-Lorenz A, Erikson P (2005) Principles of good practice for the translation and cultural adaption process for patient-reported outcomes (PRO) measures: report of the ISPOR task force for translation and cultural adaption. Value in Health 8(2):94–104

Yoon HS, Song HH, Ro YJ (2003) A comparison of effectiveness of bladder training and pelvic muscle exercise on female urinary incontinence. Int J Nurs Stud 40(1):45–50

Youden WJ (1950) Index for rating diagnostic tests. Cancer 3(1):32–35

Zhang L, Zhu L, Xu T, Lang J, Li Z, Gong J, Liu Q, Liu X (2015) A population-based survey of the prevalence, potential risk factors, and symptom-specific bother of lower urinary tract symptoms in adult Chinese women. Eur Urol 68(1):97–112

Zorn BH, Montgomery H, Pieper K, Gray M, Steers WD (1999) Urinary incontinence and depression. J Urol 162(1):82–84

Zou KH, O'Malley AJ, Mauri L (2007) Receiver-Operating Characteristic analysis for evaluating diagnostic tests and predictive models. Circulation 115(5):654–657

Zweig MH, Campbell G (1993) Receiver-operating characteristics (ROC) plots: a fundamental evaluation tool in clinical medicine. Clin Chem 39(4):561–577

Printed in the United States
by Baker & Taylor Publisher Services

Patientenfragebögen in der Harninkontinenzdiagnostik

Die systematische Integration der Patientenperspektive in medizinische Entscheidungsprozesse durch Patient-Reported Outcome Measures (PROMs) gewinnt weiter an Bedeutung. Dies gilt insbesondere für Erkrankungen, die mit einem hohen Leidensdruck verbunden sind. Hierzu zählt auch die Harninkontinenz – eine Erkrankung, die überwiegend Frauen betrifft und mit vielfältigen Einschränkungen assoziiert ist. Wichtige PROMs in der Harninkontinenzversorgung sind der Questionnaire for Urinary Incontinence Diagnosis (QUID), der bei der Abgrenzung zwischen Belastungs- und Dranginkontinenz – den beiden häufigsten Inkontinenzformen – unterstützt, sowie der Incontinence Severity Index (ISI), der auf eine Beurteilung des Schweregrads fokussiert. Gegenstand dieses Buchs ist eine Studie unter 161 inkontinenten Frauen, in der QUID und ISI erstmals ins Deutsche übersetzt und evaluiert wurden. Im Zentrum stand die Untersuchung klassischer psychometrischer Gütekriterien wie Sensitivität, Spezifität, Reliabilität und Validität. Im Ergebnis kann der Einsatz beider Fragebögen empfohlen werden. Die mäßige Spezifität des QUID bei der Unterscheidung zwischen Belastungs- und Dranginkontinenz ist jedoch zu berücksichtigen.

Der Autor

Dr. Florian Brandt beschäftigt sich als Health Innovation Manager bei der IKK Südwest mit der Entwicklung, Umsetzung und Bewertung von innovativen Ansätzen zur Weiterentwicklung der Gesundheitsversorgung. Zusätzlich zu seiner beruflichen Tätigkeit ist der studierte Ökonom und promovierte Mediziner (Universität des Saarlandes) in den Gesundheitswissenschaften aktiv, wo er zu aktuellen Themen forscht und publiziert.

ISBN 978-3-658-39766-1

▶ springer.com